Grâce Cho

Dépistage du VIH et prise en charge des IO neurologiques

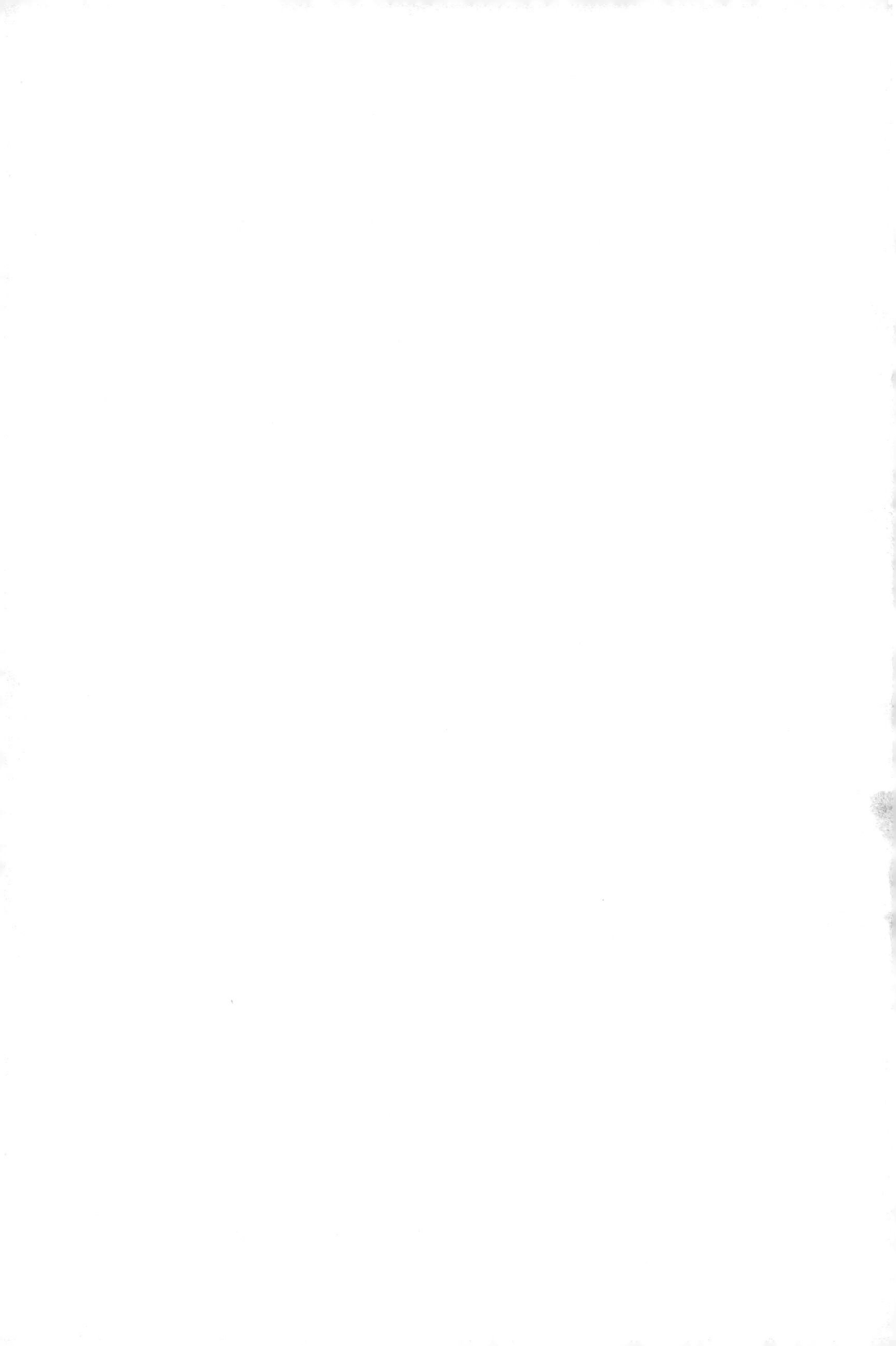

Grâce Choaken Tcheunang

Dépistage du VIH et prise en charge des IO neurologiques

Cas des patients guinéens

Presses Académiques Francophones

Impressum / Mentions légales
Bibliografische Information der Deutschen Nationalbibliothek: Die Deutsche Nationalbibliothek verzeichnet diese Publikation in der Deutschen Nationalbibliografie; detaillierte bibliografische Daten sind im Internet über http://dnb.d-nb.de abrufbar.
Alle in diesem Buch genannten Marken und Produktnamen unterliegen warenzeichen-, marken- oder patentrechtlichem Schutz bzw. sind Warenzeichen oder eingetragene Warenzeichen der jeweiligen Inhaber. Die Wiedergabe von Marken, Produktnamen, Gebrauchsnamen, Handelsnamen, Warenbezeichnungen u.s.w. in diesem Werk berechtigt auch ohne besondere Kennzeichnung nicht zu der Annahme, dass solche Namen im Sinne der Warenzeichen- und Markenschutzgesetzgebung als frei zu betrachten wären und daher von jedermann benutzt werden dürften.

Information bibliographique publiée par la Deutsche Nationalbibliothek: La Deutsche Nationalbibliothek inscrit cette publication à la Deutsche Nationalbibliografie; des données bibliographiques détaillées sont disponibles sur internet à l'adresse http://dnb.d-nb.de.
Toutes marques et noms de produits mentionnés dans ce livre demeurent sous la protection des marques, des marques déposées et des brevets, et sont des marques ou des marques déposées de leurs détenteurs respectifs. L'utilisation des marques, noms de produits, noms communs, noms commerciaux, descriptions de produits, etc, même sans qu'ils soient mentionnés de façon particulière dans ce livre ne signifie en aucune façon que ces noms peuvent être utilisés sans restriction à l'égard de la législation pour la protection des marques et des marques déposées et pourraient donc être utilisés par quiconque.

Coverbild / Photo de couverture: www.ingimage.com

Verlag / Editeur:
Presses Académiques Francophones
ist ein Imprint der / est une marque déposée de
AV Akademikerverlag GmbH & Co. KG
Heinrich-Böcking-Str. 6-8, 66121 Saarbrücken, Deutschland / Allemagne
Email: info@presses-academiques.com

Herstellung: siehe letzte Seite /
Impression: voir la dernière page
ISBN: 978-3-8381-7770-0

SOMMAIRE

FIGURES

TABLEAUX

ABREVIATIONS ET ACCRONYMES

AEG	Altération de l'État Général
Al	Alliés
ADN	Acide Désoxyribonucléique
AINS	Anti Inflammatoire Non Stéroïdien
ARV	Antirétroviraux
ARN	Acide Ribonucléïque
ATB	Antibiotiques
AVC	Accident Vasculaire cérébral
BAAR	Bacilles Alcoolo-Acido Résistants
BK	Bacille de Koch
CD4	Classe de différenciation 4
CD8	Classe de différenciation 8
C3G	Céphalosporine de 3ème Génération
CHU	Centre Hospitalier Universitaire
CMV	Cytomégalovirus
CNM	Cryptococcose Neuro-Méningée
Coll	Collaborateurs
Cotrim	Cotrimoxazole
CV	Charge Virale
DREAM	Drug Ressource Enhancement Against AIDS And Malnutrition
EBV	Eipstein Barr virus
EDSG	Enquête démographique et de Santé de Guinée
EMG	Électromyogramme
ESCOMB	Enquête de Surveillance Comportementale et Biologique
FO	Fond d'Œil
HAART	Highly Active AntiRetroviral Therapy ou (traitement antirétroviral hautement actif)
HSV	Herpès simplex virus
HTIC	Hypertension intracrânienne
HTLV1	Human T cell leukemia/lymphoma virus type 1
Ig G	Immunoglobuline G

Ig M	Immunoglobuline M
IO	Infections opportunistes
INTI	Inhibiteurs Nucléotidiques de la Transcriptase Inverse
IRM	Imageries par resonance magnétique
LCR	Liquide céphalo-rachidien
LEMP	leuco encéphalopathie multifocale progressive
OMS	Organisation Mondiale de la Santé
ONU	Organisation des Nations Unies
ONUSIDA	Organisation des Nations Unies pour le SIDA
PCR	Polymerisation chain reaction
PEC	Prise En Charge
PL	Ponction lombaire
PN	Polyneuropathie
PNPCSP	Programme National de Prise en Charge Sanitaire et de Prévention des IST/VIH/SIDA
PNUD	Programme des Nations Unies pour le Développement
pvVIH	Personnes vivant avec le VIH
SIDA	Syndrome d'immunodéficience acquise
SNC	Système nerveux central
SNP	Système nerveux périphérique
SOLTHIS	Solidarité thérapeutique et initiative contre le Sida
TAR	Traitement Anti-Retroviral
TB	Tuberculose
TC	Toxoplasmose Cérébrale
TEP	Tuberculose extrapulmonaire
TDM	Tomodensitométrie
UNICEF	United Nations International Children's Emergency Fund
VIH	Virus de l'Immunodéficience Humaine
VZV	Virus zona -varicelle

PREFACE

En Afrique subsaharienne, y compris dans les pays classés à relativement faible prévalence du VIH comme la Guinée, l'infection par le VIH est la première cause de mortalité des adultes et un des principaux motifs d'hospitalisation. Pourtant, bon nombre de patients hospitalisés ignorent leur statut, peuvent avoir des manifestations en relation avec l'infection VIH qui risquent de ne pas être prise en charge de façon appropriée et manquer l'opportunité d'un diagnostic précoce. Nul soignant ne peut donc décemment ignorer l'infection VIH, ses caractéristiques et sa prise en charge. Par la rigueur et la minutie du travail effectué sous la direction du Pr Mohamed Cissé et de l'ONG Solthis, Grace Choaken a réussi à mettre en lumière brillamment cette problématique, dans le contexte spécifique des hôpitaux universitaires de Conakry.

En exploitant toutes les données disponibles dans les dossiers médicaux, le docteur Choaken a produit une brillante étude, dans le cadre du même travail. Elle a en effet décrit et analysé de manière très précise les manifestations neurologiques des patients hospitalisés infectés par le VIH et leur prise en charge. Ces manifestations sont souvent celles d'infections opportunistes spécifiquement neurologiques, qui s'avèrent être la première cause de mortalité de ces patients. Elles ne sont pourtant pas classiquement considérées comme des priorités de santé publique. Il était donc urgent de s'y intéresser, et très important de capitaliser les informations qui serviront à améliorer leur prise en charge.

Ces études ont déjà fait l'objet de deux présentations dans des conférences internationales, suscité le plus vif intérêt d'autres cliniciens et chercheurs et sont à la base de plusieurs projets en cours : ceci témoigne de la qualité et de l'importance de ce travail exemplaire qui mérite d'être diffusé.

Dr Franck Lamontagne

Médecin infectiologue et épidémiologiste,

Ancien coordinateur médical au sein de Solthis-Guinée

INTRODUCTION

Inconnu il y a un peu plus d'un quart de siècle, le VIH/sida est maintenant dans le monde la principale cause de décès et de perte d'années productives pour les adultes âgés de 15 à 59 ans. En France par exemple, malgré les campagnes d'information et de prévention, 150 000 personnes vivent avec le VIH et 5 000 nouvelles contaminations sont enregistrées par an (90).

L'Afrique subsaharienne reste la région la plus fortement touchée par le VIH avec 22 millions de personnes infectées. Deux tiers (67%) du total mondial se trouvent dans cette région et trois quarts (75%) de tous les décès dus au SIDA s'y sont produits (88). Un pays comme la République de Guinée fait partie de ce drame malgré ses 1,5% de citoyens infectées par le VIH soit environ 93 000 personnes (88).

Une composante essentielle de la riposte au VIH est le conseil et le test du VIH car, ils facilitent le traitement et les soins du VIH ainsi que d'autres actions de prévention. En outre, un dépistage renforce la prise de conscience chez les pvVIH de leur propre statut et les encourage à prendre des mesures de protection. Aussi, le dépistage du VIH accroît la prise de conscience sociale du VIH et peut contribuer à réduire la stigmatisation et la discrimination à l'encontre des séropositifs (88).

L'OMS recommande actuellement un dépistage systématique chez tout patient hospitalisé ou venue consulter dans une structure sanitaire, pour un pays en épidémie généralisée, telle que la Guinée. Le document *Normes et Procédures du pays* ne le recommande pas en l'absence de moyens suffisants (tests de dépistage et ARV). En Guinée, le pourcentage d'adultes entre 15 et 49 ans qui ont fait un test de dépistage et qui en connaissent le résultat est de 3,9% (88).

L'infection VIH devient aussi une maladie chronique et par conséquent, le système nerveux fait face à l'infection chronique d'un virus neurotrope. De nombreuses publications alimentent la controverse sur le rôle que pourrait jouer

9

le SNC comme réservoir ou sanctuaire de l'infection VIH. Les associations thérapeutiques optimales pour le système nerveux, leur pénétration dans le compartiment cérébral, leur retentissement au long cours et les modalités et les conséquences de la restauration des fonctions immunitaires restent encore débattus (62).

Les complications neurologiques sont complexes, multiples, protéiformes, avec des arguments indirects. Elles sont liées soit à l'immunodépression (infections opportunistes et néoplasies), soit au neurotropisme du VIH, soit sont secondaires aux TAR. Le développement de nouveaux ARV et la meilleure connaissance des combinaisons thérapeutiques restaurant l'immunité ont nettement diminué la fréquence de certaines de ces complications, au premier rang desquelles les IO (61). Cependant, l'émergence des mutations de résistance et les effets iatrogènes ont tempéré les espoirs nés après l'introduction en 1996 des trithérapies supposées hautement efficaces dont l'acronyme « HAART » fait aujourd'hui partie du langage courant. Les séries autopsiques comparant principalement les périodes pré-HAART et post-HAART soulignent toujours l'importance des atteintes neurologiques puisque le cerveau reste le deuxième organe atteint après les poumons (61) et qu'il est peut-être même sur le point de devenir le premier (67).

En Guinée, l'Hôpital National de Donka suit la plus grande file active de pvVIH (5035 patients en Septembre 2010), dans les services de Dermatologie et vénérologie, Médecine Interne et au service de Maladies Infectieuses et Tropicales. Les principales autres cohortes de patients sont suivies au CHU d'Ignace Deen (2400 patients environ en mars 2011) et par les ONG : DREAM (4000 patients environ) et MSF Belgique (3800 patients environ). Lors de l'état, nous avons analysé leur fréquence, leur mode de prise en charge et leur pronostic dans les deux hôpitaux nationaux, où sont suivis un tiers des pvVIH du pays. L'équipe de Dermatologie avait fait des recherches sur les causes et caractéristiques des décès chez les PvVIH sous ARV suivies dans leur service pendant 4 ans (19). Cette étude montrait un taux de mortalité de (27,7%), dans les 3 à 6 mois de l'initiation. Les causes de mortalité étaient rattachées principalement aux IO, avec cependant 12% de décès inexpliqués.

A la suite de cette étude, un projet TB/VIH a été mis en place entre l'hôpital national Donka et Solthis-Guinée permettant un meilleur accès aux traitements anti-tuberculeux et une meilleure prise en charge globale des patients co-infectés. Pour la réalisation de ce travail, nous nous sommes fixés les objectifs ci-dessous:

Objectifs Principaux
➢ Démontrer l'intérêt d'un dépistage systématique pour tous les patients hospitalisés dans un des services du CHU ;
➢ Evaluer la prise en charge d'IO neurologiques.

Objectifs Spécifiques
a. Connaître les fréquences du VIH chez les patients hospitalisés ayant ou pas des signes évocateurs du VIH ;
b. Évaluer les pratiques de dépistage diagnostique ou systématique dans les différents services ;
c. Décrire la séroprévalence des IO neurologiques dans les différents services ;
d. Déterminer le profil sociodémographique des patients avec IO ;
e. Décrire les signes cliniques des différentes pathologies associées ;
f. Évaluer le traitement ;
g. Apprécier l'issue du traitement.

Ce livre est présenté en quatre chapitres. Dans le chapitre 1 intitulé *Généralités sur le SIDA*, nous présentons le cadre théorique de l'étude. Ainsi, tour à tour, nous évoquons les questions de dépistages du VIH (épidémiologie, biologie du VIH, différentes stratégies de dépistage du VIH, l'importance du dépistage) et des manifestations neurologiques liées à l'infection à VIH (les atteintes centrales, les atteintes périphériques et les autres atteintes neurologiques). Dans le chapitre 2 intitulé *Matériel et méthode*, nous présentons le cadre méthodologique de l'étude. Dans le chapitre 3, nous présentons les résultats de recherche et dans le chapitre 4, nous faisons la discussion et nous ajoutons nos commentaires. Enfin, nous faisons des recommandations qui s'imposent pour effectuer le dépistage du VIH et la prise en charge des IO neurologiques en Guinée.

CHAPITRE I :

GENERALITES SUR LE DEPISTAGE DU SIDA ET LA PRISE EN CHARGE DES INFECTIONS OPPORTUNISTES NEUROLOGIQUES

1. DEPISTAGE DU VIH

1.1. EPIDEMIOLOGIE DU VIH

En 2009, la prévalence mondiale du VIH était de 33,3 millions. On estimait à 2,6 millions [2,3 millions–2,8 millions] le nombre de personnes nouvellement infectées par le VIH. Dans 33 pays (dont 22 sont en Afrique subsaharienne), l'incidence du VIH a diminué de plus de 25 % entre 2001 et 2009. En Afrique subsaharienne, où l'on continue d'enregistrer la majeure partie des nouvelles infections, on estime à 1,8 million [1,6 million–2,0 millions] le nombre de personnes contaminées en 2009 (90).

L'Afrique subsaharienne supporte encore une part démesurée du poids de l'épidémie mondiale de VIH. Bien que le nombre des nouvelles infections ait été réduit, le nombre total de pvVIH continue d'augmenter. En 2009, ce nombre a atteint 22,5 millions [20,9 millions–24,2 millions], soit 68 % du total mondial. Les plus importantes épidémies d'Afrique subsaharienne qui affectent l'Ethiopie, le Nigéria, l'Afrique du Sud, la Zambie et le Zimbabwe se sont stabilisés ou montrent des signes de recul. On estime à 1,3 million [1,1 million–1,5 million] le nombre de personnes décédées de maladies liées au SIDA en Afrique subsaharienne en 2009, ce qui représente 72 % du nombre total de décès imputables à l'épidémie au niveau mondial de 1,8 million [1,6 million–2,0 millions]. Les efforts visant à promouvoir et appuyer l'association de mesures de prévention du VIH donnent des résultats concrets et impressionnants. L'incidence de l'infection à VIH dans le monde a baissé de 19 % entre 1999 et 2009 ; ce recul est supérieur à 25 % dans 33 pays dont 22 en Afrique subsaharienne. Le changement de comportement est la principale cause du recul prometteur du nombre de nouvelles infections à VIH dans de nombreux pays. Chez les jeunes, la baisse sensible de l'incidence du VIH est associée à une tendance positive très nette (pour les deux sexes) d'indicateurs de comportement importants, notamment l'augmentation de l'utilisation du préservatif, le recul de l'âge du premier rapport sexuel et la baisse du nombre de personnes ayant plusieurs partenaires (90).

Le Guinée se trouve actuellement en situation d'épidémie généralisée puisque la prévalence du VIH parmi les femmes enceintes est de 2,5% (130). 14 999 patients sont sous traitement et 38 000 en ont besoin selon les nouvelles recommandations de l'OMS 2010.

1-2. VIROLOGIE DU VIH (14)

C'est en 1981 que la description clinique du SIDA a été faite. Le VIH1 a été identifié pour la première fois en 1983, le VIH2 l'a été en 1986 et la mise sur le marché des TAR en 1996.

Les VIH appartiennent au groupe des rétrovirus, lesquels ont été identifiés dans de nombreuses espèces de mammifères, incluant les lentivirus, les oncovirus et les spumavirus. Ce sont des virus enveloppés, à ARN qui possèdent une reverse-transcriptase. Cette enzyme spécifique permet de transformer l'ARN viral en ADN double brin (provirus) lequel peut s'intégrer dans le chromosome de la cellule et induire une infection définitive de l'organisme.

1.2.1. Structures

MODELE : VIH1 particules virales de 90 à 120 nm.

Enveloppe : double couche lipidique d'origine cellulaire, hérissé de spicule. glycoprotéique d'origine virale. Deux glycoprotéines virales : glycoprotéines transmembranaires gp 41 et glycoprotéines de surface gp 120. Des trimères de ses deux glycoprotéines font saillies à l'extérieur de la particule virale sous forme de spicules.

Matrice : La face interne de l'enveloppe est tapissée d'une matrice protéique composé de la protéine p17 .Une enzyme virale, la protéase virale est présente au niveau de la matrice.

Core : La capside virale a une forme de corne tronquée et est formée majoritairement de la protéine interne majeure P24, associée à la protéine de nucléocapside P7. Des enzymes virales sont associées à la nucléocapside : transcriptase inverse et integrase. Ces enzymes sont des cibles possibles de la chimiothérapie antirétrovirale. Le génome viral est composé de deux molécules d'ARN identiques.

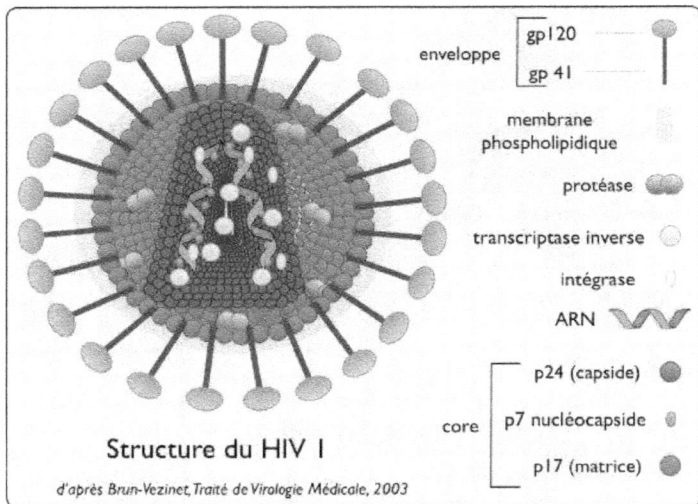

FIGURE 1 : Structure du VIH1

➢ ADN proviral des VIH

L'ADN proviral est la forme génomique présente dans les cellules infectées. Environ 9200 nucléotides, flanquées de chaque côté par des séquences répétitives = LTR (long terminal repeat).

Trois gènes structures : gag (protéine de cores), pol (enzymes virales) et env (protéines d'enveloppe).

Gènes supplémentaires régulateurs de la réplication virale : tat, rev, nef, vif, vpr, vpu.

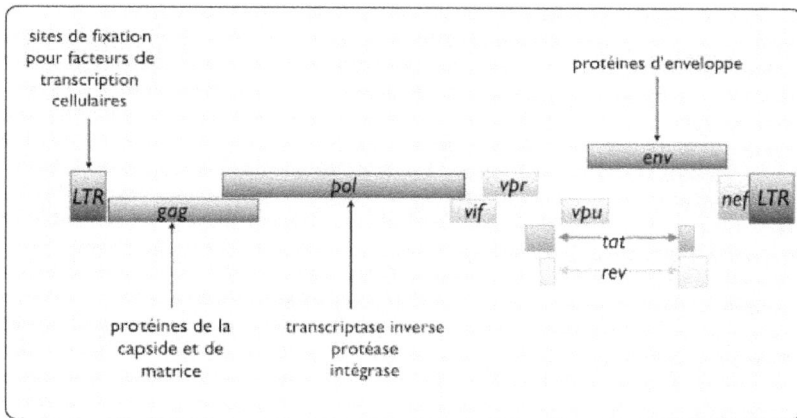

FIGURE 2 : Représentation schématique de l'ADN proviral

1-2.2. Cycle de réplication

a) Attachement

Le virus VIH a une affinité obligatoire pour les cellules qui portent la molécule CD4+. L'entrée du VIH dans la cellule commence donc par la liaison de la glycoprotéine d'enveloppe gp120 à son récepteur CD4. L'interaction entre la gp 120 et son récepteur entraine un changement conformationnel de la gp 120 qui permet la reconnaissance des corécepteurs. Les deux corécepteurs majoritaires sont CCR5 et CXCR4 qui sont habituellement des récepteurs pour des chimiokines. Il existe trois types de cellules cibles : les lymphocytes TCD4+, les monocytes-macrophages et les cellules dendritiques.

b) Entrée : fusion

Le recrutement des corécepteurs au niveau du complexe d'entrée permet l'encrage de la protéine d'enveloppe gp 41 dans la membrane cellulaire. La membrane virale fusionne avec la membrane cellulaire grâce à la gp41, puis la nucléocapside est libérée dans la cellule.

c) Transcription inverse

L'ADN viral est retrotranscrit en ADN complémentaire dans le cytoplasme de la cellule par la transcriptase inverse virale. La transcriptase inverse virale dégrade l'ARN viral puis copie l'ADN viral simple brin en ADN viral double brin. La transcriptase inverse virale a donc des fonctions multiples.

- Transcription de l'ARN en ADN
- Duplication de l'ADN complémentaire
- Hydrolyse de la molécule d'ADN

La transcriptase inverse virale se détache et se rattache ainsi plusieurs fois de l'ADN viral, ce qui constitue une source d'erreurs à chaque étape de ré-attachement (« frameshift mutations »). Par ailleurs, cette transcriptase inverse virale n'a pas d'activité correctrice supérieure. Une incorporation erronée survient en moyenne tous les 10 000 nucléotides, ce qui correspond à une mutation par cycle viral environ. La molécule d'ADN double brin passe ensuite dans le noyau de la cellule.

d) Intégration

L'ADN chromosomique est clivé grâce à l'intégrase virale et l'ADN double brin viral est intégré dans le chromosome sous forme d'ADN proviral. Cette intégration a lieu au hasard dans le chromosome cellulaire. La forme provirale est une forme très stable au sein du génome cellulaire : l'infection de la cellule est définitive. C'est l'activation du lymphocyte infecté qui déclenche la suite du cycle de réplication. La production de très nombreux virus par une cellule infectée aboutit à la mort de la cellule par effet lytique du virus.

e) Réplication et maturation

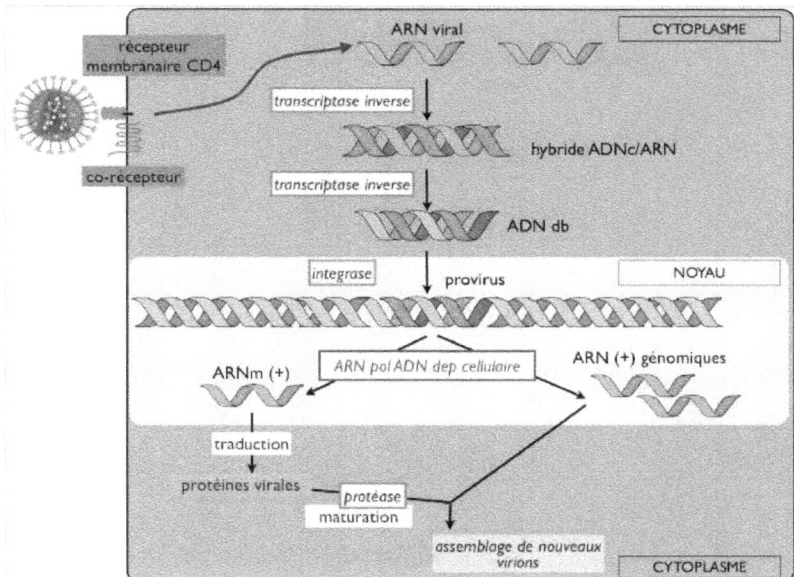

Source : Virologie DCEM 1 2008 C.BRESSOLLETTE Aspect virologique de l'infection par le VIH

FIGURE 3 : Cycle de réplication et de maturation

f) Variabilité des VIH : diversités génétiques

➤ VIH1 proche des virus du chimpanzé africain.

19

Ils comprennent les groupes M, O et N :

Groupe M « major » dominant au sein duquel existe une grande diversité génétique : sous type A à K (sous type B dominant en Europe et aux USA, sous type C dominant dans le monde et en Afrique subsaharienne). De nombreux virus recombinants sont régulièrement identifiés.

Groupe O (outiller) = HIV rares surtout localisés en Afrique de l'Ouest.

➤ VIH2 proche des virus des singes mangabey

Arbre phylogénétique *env* des *lentivirus* des VIH

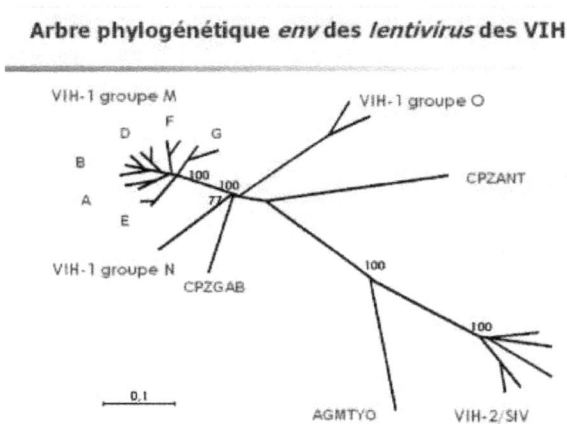

Source : Simon, Nature Med 1998, 4 (9) : 1032

FIGURE 4: Arbre phylogénétique

➤ Variabilité intra-individuelle

La population virale qui infecte un individu est un mélange en équilibre de virus voisin mais qui forme des quasi-espèces issues de l'évolution génétique au cours des cycles de multiplication viraux. 1 à 10 milliards de virus composant la population virale sont renouvelés tous les deux jours dans un organisme infectés.

1.2.3. Physiopathologie

Les conséquences directes de la réplication du VIH au sein de l'organisme sont la diminution lente et progressive du nombre de lymphocytes CD4 pendant plusieurs années. Au début de l'infection, la réplication virale est faible et la production thymique de CD4 compense les pertes liées à la lyse des cellules ou aux effets des cellules cytotoxiques sur les cellules infectées. La réponse immunitaire spécifique contrôle la réplication virale de façon partielle puisqu'elle laisse un niveau résiduel différent pour chaque patient qui peut être estimé par le taux d'ARN VIH plasmatique (de quelques centaines de virus à quelques millions). Pour chaque sujet, un équilibre immuno-virologique spécifique s'établit dès la primo-infection. Au stade SIDA et en fin de maladie, la réplication virale est élevée et n'est plus contrôlée : les pertes en CD4 ne sont plus compensées. Il s'installe donc progressivement un déficit quantitatif en CD4 auquel s'ajoute un déficit qualitatif de nombreuses fonctions du système immunitaire conduisant au déficit immunitaire constitutif du SIDA. L'infection de l'organisme est donc définitive ; elle va persister toute la vie du sujet infecté. Après la primo-infection, la réponse immunitaire anti-VIH s'établit progressivement avec notamment l'apparition d'une réponse immunitaire cellulaire et celle d'anticorps anti-VIH détectables 3 à 6 semaines après la date présumée de contage, conduisant au contrôle progressif de la réplication virale (diminution du pic de virémie). Dès le début de l'infection, le risque de progression vers le SIDA s'établit de façon différente d'un sujet à l'autre selon le niveau d'infection de l'organisme.

1.2.4. L'histoire naturelle du VIH

L'évolution naturelle est triphasique : primo-infection, latence clinique et évolution vers le SIDA. Réplication continue du virus dans les tissus lymphoïdes. Destruction des lymphocytes T CD4

a) Primo infection

Il ya un pic de réplications virales avec des titres élevés de virus plasmatiques. L'infection virale s'établit dans les ganglions lymphatiques, le virus y étant apporté par des ramifications des cellules folliculaires dentritiques. A ce niveau, sont infectées, les deux principales cellules cibles de l'infection : Lymphocytes TCD4+ et monocytes-macrophages.

b) Latence clinique

La période asymptomatique qui sépare la primo-infection et le SIDA n'est pas une période d'infection virale latente : le taux de lymphocytes TCD4+ ne retrouve pas son niveau initial et la réplication virale persiste. Pendant cette période, la transmission du virus par échange de virus ou par partenaire sexuel est possible.

c) Evolution vers le SIDA

Le réseau des cellules folliculaires dendritiques est détruit, les cellules sont relarguées dans la circulation entrainant une multiplication virale incontrôlée. Le SIDA est marqué par l'apparition d'infections opportunistes.

1.3. DIFFERENTES STRATEGIES DE DEPISTAGE (98)

Après avoir examiné différents algorithmes en parallèle et en série, l'OMS et l'ONUSIDA ont recommandé trois stratégies d'analyse. Le choix d'une stratégie de dépistage pour le VIH repose notamment sur les critères suivants :
1. objectif du test (diagnostic, surveillance, sécurité transfusionnelle ou recherche),
2. sensibilité et spécificité du ou des test(s) utilisés et

3. prévalence du VIH dans la population testée.

Soit le graphique suivant :

Graphique 16.1 Algorithme de dépistage du VIH
Laboratoire National de Référence de Guinée
EDSG-III

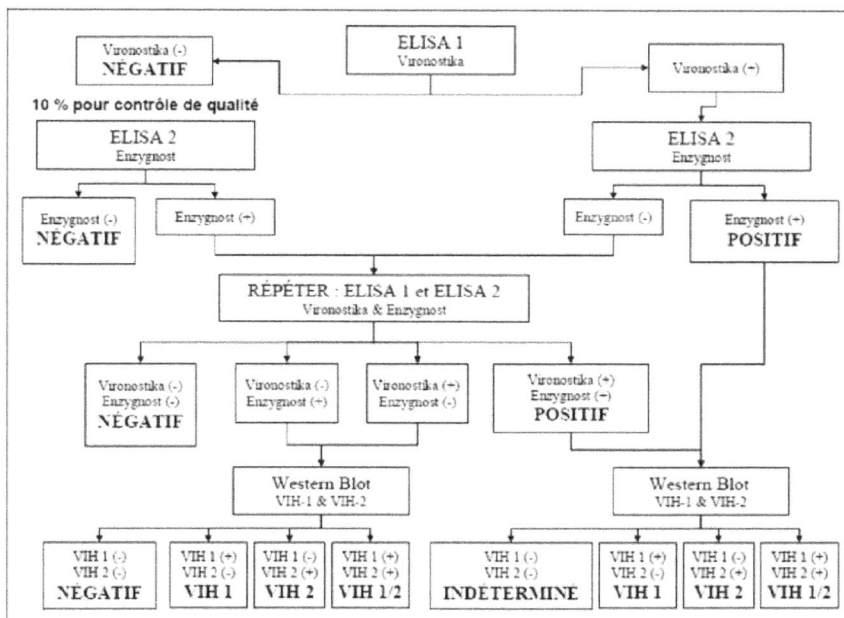

Source : Kaba Kourouma, Prévalence du VIH et facteurs associés,

FIGURE 5 : Algorithme de dépistage du VIH en Guinée

1.4. IMPORTANCE DU DEPISTAGE (98)

Lorsque les premiers tests de dépistage du VIH sont apparus en 1985, les caractéristiques particulières de l'infection par le VIH, son pronostic péjoratif, les possibilités thérapeutiques initialement limitées et un bénéfice individuel imperceptible ont contribué à fonder le système mis en place sur des principes spécifiques, largement dérogatoires par rapport au cadre habituel de la lutte contre les maladies transmissibles. La forte stigmatisation initiale a aussi

23

contribué à créer l'« exceptionnalisme » du VIH/Sida qui a été marqué par une attention très importante pour le droit des personnes. Cela s'est traduit par l'importance donnée au consentement éclairé, le respect de la confidentialité, la responsabilisation individuelle soutenue par un *counselling* devenu essentiel.

Aujourd'hui, le bénéfice d'une stratégie optimale du dépistage se situe :

➤ au niveau individuel, par une morbidité et une espérance de vie que l'on peut espérer équivalente à la population générale à condition que la prise en charge soit précoce ;

➤ au niveau collectif, par une probabilité de voir se modifier le comportement à risque plus forte chez ceux qui se savent contaminés que chez ceux qui l'ignorent, et par la réduction de la transmission de ceux qui sont traités.

Les enjeux du dépistage sont :

➤ d'augmenter son acceptabilité ;

➤ d'accroître le nombre de personnes contaminées dépistées ;

➤ d'augmenter la proportion des personnes testées qui reçoivent leurs résultats;

➤ de diminuer le délai entre la contamination et le diagnostic ;

➤ enfin, de diminuer le nombre de personnes contaminées qui ne reçoivent pas les soins appropriés.

2. LES MANIFESTATIONS NEUROLOGIQUES

2.1. LES ATTEINTES CENTRALES

L'atteinte du système nerveux central au cours de l'infection par le VIH est fréquente et est la conséquence soit de l'immunodépression induite par le virus (infections opportunistes, lymphomes et autres tumeurs), soit de l'atteinte du SNC par le virus lui-même, soit des effets secondaires liés aux traitements antirétroviraux (restauration immune et toxicité directe). Ces complications contribuent largement à la mortalité et à la morbidité de l'infection. Les associations thérapeutiques dites hautement efficaces (HAART) ont modifié l'incidence, la présentation clinique et le pronostic des atteintes neurologiques centrales. L'atteinte du système nerveux central (SNC) ou périphérique (SNP) survient à tous les stades de l'infection VIH. Sa prévalence varie de 40 à 70% dans les études cliniques et atteint même 100% dans certaines séries autopsiques (19, 22, 61).

2.1.1. Les atteintes infectieuses

2.1.1.1. Les atteintes parasitaires : toxoplasmose cérébrale (62, 77, 110)

Parasitose due à Toxoplasma gondii, la toxoplasmose est une infection ubiquitaire fréquente en France puisque la sérologie est positive chez près de 70% de la population adulte. Le déficit immunitaire induit par le VIH permet la réactivation endogène des kystes présents dans l'organisme. La toxoplasmose cérébrale (TC) survient en règle générale chez des sujets ayant moins de 100/mm3 lymphocytes CD4, dont la sérologie toxoplasmique est positive et ne recevant pas de prophylaxie spécifique. La TC reste encore un mode de révélation fréquent de l'infection VIH. Classiquement, il s'agit d'un tableau neurologique focal fébrile. La fièvre n'est présente que dans 50% des cas et parfois les symptômes se résument à des céphalées récentes ou la modification de céphalées anciennes, ou à une fièvre inexpliquée. On distingue par ordre de fréquence trois présentations cliniques principales (113) :

- l'abcès cérébral ;
- l'encéphalite toxoplasmique diffuse ;
- l'abcès médullaire isolé ou associé à une atteinte cérébrale ;

L'IRM montre typiquement un aspect en cocarde. Sous traitement spécifique, la lésion disparaît ou laisse des cicatrices en 4 à 6 semaines en moyenne.

La ponction lombaire (PL) n'apporte aucune aide au diagnostic positif de TC. La réponse au traitement d'épreuve est le meilleur argument diagnostique car, près de 90% des patients ont une réponse favorable en 14 jours. On distingue le traitement d'attaque et le traitement d'entretien (85). Le traitement de référence de la TC repose sur l'association synergique de la pyriméthamine (50-75 mg/j) et de la sulfadiazine (4-6 g/j) qui constitue le traitement d'attaque et d'entretien de référence. Ces deux molécules agissent en bloquant la synthèse des folates, indispensables au développement des trophozoïtes de Toxoplasma gondii, mais sont sans action sur les formes kystiques, ce qui justifie le maintien d'un traitement d'entretien lorsque persiste l'immunodépression. La durée du traitement d'attaque est habituellement de 6 semaines. L'efficacité de l'association pyriméthamine-sulfadiazine est de 80 à 90%, mais elle est toxique dans 40 à 60% des cas : rash cutané parfois grave avec risque de syndromes de Stevens-Johnson ou de Lyell et hématotoxicité. L'association pyriméthamine (50 mg/j)-clindamycine (2,4 g/j) est une alternative d'efficacité comparable et constitue le traitement de seconde intention. Les effets secondaires sont également fréquents (60%) : rash cutané, diarrhée avec parfois colite pseudomembraneuse, hématotoxicité. Le cotrimoxazole (sulfaméthoxazole-trimétropine 12 g/j) en traitement de deuxième intention. En cas d'intolérance, on peut recourir à l'association pyriméthamine (25 mg/j)-clindamycine (1,2 g/j), avec un taux de rechutes de l'ordre de 25%. En cas d'intolérance ou d'association impossible, l'atovaquone peut être utilisé (3 g/j) ou la pyriméthamine seule (50 mg/j).

2.1.1.2. Les atteintes fongiques : cryptococcose neuroméningée (27, 80, 82)

La cryptococcose est une infection ubiquitaire due à une levure, cryptococcus neoformans, présente dans les fientes de pigeons. Les deux modes de contamination couramment admis sont l'inhalation des particules infectantes qui persisteraient ensuite dans les macrophages alvéolaires, sans se multiplier en l'absence de déficit immunitaire et plus rarement l'inoculation directe par voie cutanée. Il n'existe aucun cas de contamination interhumaine. Ce champignon est le plus souvent responsable de méningo-encéphalite ou d'infection disséminée systémique avec atteinte méningée. L'introduction des trithérapies HAART a diminué de 46% l'incidence de la cryptococcose qui survient en général quand le nombre de CD4 est inférieur à 100/mm3. La cryptococcose est encore la quatrième infection opportuniste du SNC. Sa fréquence reste voisine de 4% dans les études autopsiques et révèle l'infection VIH dans 1/3 des cas. Les manifestations neurologiques sont initialement souvent trompeuses. Céphalées et fièvre modérée sont les symptômes les plus constants (70% des cas). Vertiges, irritabilité, troubles de l'idéation, crises comitiales, obnubilation voire coma, paralysie d'un nerf crânien et déficit moteur peuvent apparaître dans 20 à 50% des cas selon les séries. L'IRM cérébrale peut être normale, même en cas d'infestation massive, ou peut objectiver une prise de contraste méningée souvent minime, voire des calcifications dans les espaces leptoméningés (méningite ancienne).

Le LCR est habituellement hypertendu, typiquement clair avec une discrète élévation de la protéinorachie (en moyenne ≪1 g/l), une cellularité modérée composée principalement de lymphocytes (60% des cas, ≪ 20/mm3) et une hypoglycorachie. Le LCR peut aussi être normal et signe la gravité et le mauvais pronostic neurologique. La mise en évidence de la levure repose en premier lieu sur l'examen direct après coloration à l'encre de chine (positif dans 80% des cas). Le traitement d'attaque repose sur l'amphotéricine B par voie intraveineuse à la posologie de 0,7 à 1 mg/kg/j pendant au moins 15 jours, associée à la 5-fluorocytosine 100 mg/kg/j en perfusion intraveineuse pendant 15 jours. Après 15 jours, en cas d'évolution cliniquement favorable et de négativation des cultures du LCR, le relais peut être pris par un dérivé triazolé oral, de préférence le fluconazole à 400 mg/jour pendant 10 semaines ou jusqu'à ce que les cultures du LCR soient négatives, comme traitement de consolidation. Seule la culture du LCR permet de prouver la rechute ou l'échec du traitement. La prophylaxie primaire des cryptococcoses n'est pas recommandée.

2.1.1.3. Les atteintes bactériennes : mycobacteruim tuberculosis et mycobacteruim atypique (24, 36, 46, 74)

L'atteinte du système nerveux par Mycobacterium tuberculosis et son pronostic n'apparaissent pas modifiés par l'infection par le VIH. Les trois situations cliniques classiques sont décrites : méningite et ou cérébro-méningite, abcès cérébraux, atteintes spinales et/ou radiculaires. Les signes révélateurs sont : fièvre, et/ou signes de localisation, et/ou troubles de la conscience, et/ou crises comitiales, et/ou céphalées.

L'IRM cérébrale dans la méningite met en évidence une prise de contraste méningée ou une dilatation des ventricules cérébraux témoin d'une hydrocéphalie. L'abcès tuberculeux est au contraire volontiers unique, volumineux et polylobé. Si les formules classiques de la PL (LCR hyperlymphocytaire, franchement hypoglycorachique et protéinorachie > 1 g/l) sont bien connues, il faut aussi évoquer le diagnostic devant une méningite à polynucléaires neutrophiles ou un LCR acellulaire. Dans les tuberculomes et abcès tuberculeux, le LCR est normal dans 40% des cas. La présence de BAAR à l'examen direct est rare et les cultures sont longues. La PCR BK dans le LCR est un moyen diagnostique rapide et spécifique (88 à 100% selon les études), mais manquant encore de sensibilité (33 à 90% selon les études). Le traitement doit être débuté après s'être donné tous les moyens d'obtenir une preuve bactériologique et repose sur la quadrithérapie antituberculeuse classique dans les infections à Mycobacteruim tuberculosis et sur d'autres associations (rifabutine, chlarythromycine, ciprofloxacine etc.) dans les mycobactéries atypiques. Il sera adapté ensuite à l'antibiogramme. La durée totale du traitement est au minimum de 9-12 mois et des corticoïdes sont généralement associés au début du traitement.

2.1.1.4. Les atteintes virales

a) Cytomegalovirus (41, 49, 53, 68)

Les complications neurologiques dues au Cytomegalovirus (CMV) sont, à quelques exceptions près, toujours directement corrélées à la sévérité de l'immunodépression et surviennent le plus souvent quand le taux de CD4 est inferieur à 50/mm 3. Avant l'introduction des associations d'antirétroviraux, les études autopsiques avaient montré que la fréquence de l'atteinte du SNC par le CMV variait de 20 à 30% et qu'elle était cliniquement sous estimé. Après 1996, l'incidence des infections à CMV a chuté de plus de 80% du fait même de la restauration d'une immunité cellulaire correcte. La fréquence des complications neurologiques à CMV est cependant mal connue car, ces dernières sont protéiformes, parfois déroutantes et les techniques de PCR n'ont pas une sensibilité/spécificité de 100%. Le CMV est aujourd'hui la première infection opportuniste du SNC. Il faut savoir évoquer rapidement une infection à CMV devant des manifestations neurologiques chez un sujet ayant un nombre de CD4 inferieur à 50-100/mm3 car la rapidité de l'instauration du traitement anti-CMV est le facteur pronostic le plus important.

Les manifestations neurologiques centrales liées au CMV ont une présentation « dichotomiques ». Elles se repartissent en effet en deux groupes homogènes : les encéphalites et les myélites, chaque groupe étant lui-même subdivisé, soit selon l'étendue de l'infection, en atteinte diffuse ou focale, soit selon son caractère, en atteinte nécrotique ou non.

> Encéphalites (51)

Les encéphalites dues au CMV n'ont aucune spécificité et leur spectre clinique varie de la forme asymptomatique, de découverte autopsique, à la forme fulminante, conduisant au décès en quelques jours. Toutes variétés confondues, les symptômes neurologiques les plus souvent observés, isolément ou en association, sont, par ordre de fréquence décroissante, des troubles de la mémoire, un syndrome confusionnel, une apathie, de la fièvre, une somnolence inhabituelle, des céphalées, des crises comitiales, un déficit moteur focal, des troubles de l'équilibre, des manifestations psychiatriques. Des tableaux neurologiques plus rares mais plus caractéristiques ont permis d'individualiser deux variétés d'encéphalites à CMV, qui différent tant par leur présentation clinique que radiologique et pronostique

> Encéphalites diffuses (6, 71)

Il s'agit de l'apparition rapide (quelques jours), souvent dans un climat fébrile, d'un syndrome confusionnel qui se complique de troubles de la vigilance conduisant rapidement au coma. L'examen neurologique montre, souvent associé, une atteinte du tronc cérébral (atteinte d'un ou de plusieurs nerfs crâniens) et un déficit moteur ascendant (présent dans 1 cas sur 3), témoignant d'une atteinte diffuse du système nerveux centrale et périphérique.

L'IRM encéphalique objective un rehaussement très caractéristique des parois ventriculaires après injection de gadolinium. La PL montre le plus souvent une hyperprotéinorachie et une pléiocytose lymphocytaire modérées. Le pronostic extrêmement sévère de cette forme d'encéphalites à CMV impose, devant toute suspicion diagnostique, d'initier un traitement spécifique sans attendre le résultat de la PCR.

La présentation neurologique est parfois beaucoup moins bruyante réalisant alors une encéphalite diffuse micronodulaire, qui se caractérise par l'apparition progressive d'une confusion, accompagnée parfois d'idées délirantes, d'une apathie inhabituelle et d'un ralentissement idéomoteur. Il s'agit d'un tableau proche d'une encéphalopathie liée au VIH qui est le principal diagnostic différentiel. L'IRM est normale ou montre une atrophie cérébrale aspécifique. Le LCR est plus souvent normale ou présente des anomalies non spécifiques.

> Encéphalites focales
- Encéphalites focales nécrosantes

Les encéphalites focales nécrosantes se manifestent par des signes neurologiques focaux dont l'évolution est aigue ou subaiguë. La symptomatologie dépend de la localisation initiale de cet « abcès » à CMV. On note le plus souvent des céphalées, des déficits neurologiques en foyer, voire des crises comitiales. Un syndrome infectieux marqué est fréquent, mais peut être absent. L'IRM cérébrale montre une image en cocarde rehaussée en périphérie par le produit de contraste et entourée d'un important œdème péri-lésionnel. Seule la biopsie stéréotaxique permet de poser le diagnostic, en mettant en évidence le CMV dans les tissus nécrosés, car la PL est souvent contre-indiquée à raison de l'hypertension intracrânienne (12).

- Encéphalites focales non nécrosantes

Rares, elles se traduisent principalement par une atteinte unilatérale des nerfs crâniens (névralgie du V, névrite vestibulaire), très évocatrice d'une infection à Herpès virus. Le diagnostic positif des encéphalites focales non nécrosantes est difficile car, l'IRM cérébrale doit être de bonne qualité et centrée sur la zone atteinte. La PL est normale ou ne montre que des anomalies aspécifiques. Le diagnostic repose essentiellement sur la PCR CMV positive dans le LCR, Mais parfois, c'est seulement l'épreuve thérapeutique qui permet d'affirmer *a posteriori* le diagnostic d'encéphalite focale à CMV.

> Myélites (56, 81)

Elles sont fréquemment associées à une atteinte du SNP, réalisant alors un tableau de myélo-radiculite. À l'instar des atteintes encéphaliques, on distingue des myélites nécrosantes et des myélites non nécrosantes.

- Myélites focales

Les myélites focales sont le plus souvent nécrosantes, ont une présentation clinique aiguë ou subaiguë, et posent le problème du diagnostic différentiel avec un abcès ou un lymphome médullaire. Le tableau clinique est celui d'un déficit moteur accompagné de troubles sphinctériens d'installation aiguë et souvent douloureuse. L'IRM médullaire montre une lésion prenant le contraste en périphérie avec un centre nécrotique. La PL étant le plus souvent contre-indiquée, seule la biopsie chirurgicale permet de faire le diagnostic positif.

- Myélites diffuses

Les myélites diffuses sont plus étendues et ont une évolution plus torpide, sauf quand elles sont associées à une radiculite. Elles se traduisent par des troubles de la marche et des troubles sensitifs d'évolution plus ou moins rapide. L'IRM peut montrer des images non spécifiques du CMV. Elle peut être également normale. La PL est normale ou montre des anomalies aspécifiques. Le diagnostic est évoqué devant une virémie CMV qui a été récemment positivée, une PCR CMV positive dans le LCR et la présence d'atteintes extraneurologiques liées au CMV. Devant un tableau médullaire et sur ces arguments, un traitement spécifique doit être débuté, l'amélioration clinique confirmant *a posteriori* le diagnostic.

> ➢ Traitements

Le traitement des complications dues au CMV implique un traitement d'attaque relayé par un traitement d'entretien.

- • Traitement d'attaque

Le traitement d'attaque repose sur trois molécules : le ganciclovir (5 mg/kg/12 heures), le foscarnet (90 mg/kg/12 heures) et en seconde intention le cidofovir (5 mg/kg/semaine). Les deux premières molécules ont une efficacité quasiment identique et le choix de l'une ou l'autre dépend surtout des effets latéraux attendus et des antécédents du patient.

- • Traitement d'entretien

Après un traitement d'attaque de 4-8 semaines, un traitement d'entretien dont la durée optimale n'est pas définie avec certitude prend le relais. Il ne pas suspendre le traitement anti-CMV d'entretien tant que les CD4 restent inférieurs à 100/mm^3 ; si les CD4 sont supérieurs à 200/mm^3, il faut arrêter sous surveillance stricte les six premiers mois. Des rechutes de rétinites à CMV ont en effet été rapportées à l'arrêt du traitement d'entretien en raison d'une restauration immunitaire partielle sous trithérapie HAART.

b) Leuco encéphalite multifocale progressive (5, 12, 25, 33, 45, 64, 66)

C'est une affection subaiguë démyélinisante dont l'agent étiologique est un polyomavirus, principalement le virus JC et exceptionnellement les virus BK ou SV40. La primo-infection est silencieuse. Ce virus reste ensuite latent dans l'organisme, dans un site qui est a priori extra-cérébral. À la faveur du déficit immunitaire, le virus JC est réactivé et essaimerait jusqu'au SNC à partir d'organes périphériques (tels le rein, la moelle osseuse, les ganglions ou la rate) par voie sanguine, via les lymphocytes B infectés. La LEMP survient dans la majorité des cas à un stade d'immunodépression sévère (CD4 ≪ 100/mm3).

Les signes initiaux dépendent du site de la première lésion démyélinisante. Les déficits moteurs sont les plus fréquents (65% des cas). Les troubles visuels sont le symptôme révélateur dans 30 à 45% des cas. Des troubles cognitifs (35% des cas) d'allure démentielle peuvent faire errer le diagnostic. Des troubles sensitifs (10-20% des cas) sont également décrits. Les crises d'épilepsie (5-7% des cas), parfois inaugurales, compliquent plus souvent les formes évoluées de la maladie. Les signes négatifs sont importants : il n'existe pas de céphalées, pas de fièvre et encore moins d'hypertension intracrânienne. L'IRM cérébrale est fortement évocatrice. Enfin, l'IRM peut être normale. La PL n'apporte pas en soi d'éléments en faveur de la LEMP. Le diagnostic de certitude de la LEMP repose sur l'examen histologique de tissu nerveux central infecté. Il n'y a pas de traitement spécifique de la LEMP.

c) Herpes simplex virus (17, 23, 63, 69)

L'encéphalite herpétique est rare au cours de l'infection VIH. Le tableau clinique classique, d'installation rapide, comporte une fièvre élevée, des céphalées, des troubles du comportement, des signes neurologiques focalisés. Des crises convulsives généralisées et des troubles de la conscience complètent le tableau. La symptomatologie est parfois plus torpide (pseudo psychiatrique) ou résumée à des crises partielles complexes difficiles à identifier. Le scanner cérébral ou mieux l'IRM met en évidence des lésions temporales unies ou bilatérales, parfois hémorragiques associées à un œdème périlésionnel. L'EEG peut montrer une activité électrique périodique caractéristique. L'étude du LCR montre une hyperprotéinorachie modérée et une hyperlymphocytose. Le diagnostic repose surtout sur la positivité de la PCR HSV dont la sensibilité est de 96% et la spécificité de 99%. Le traitement repose sur l'aciclovir à la posologie de 10 mg/kg et plus exceptionnellement 15 mg/kg en perfusion intraveineuse 3 fois/j pendant 10 jours, voire le foscarnet en cas de résistance à l'aciclovir.

d) Varicelle zona virus (37, 42)

L'infection du SNC par le VZV ne représente que 2% des infections opportunistes. Elle survient dans la plupart des cas quand le nombre de CD4 est inférieur à 100/mm3, mais aussi à tous les stades de l'infection VIH, et peut même la révéler ou en constituer la première manifestation opportuniste. Le meilleur élément d'orientation est la constatation d'une éruption zostérienne trijéminale, ophtalmique ou thoracique concomitante de l'installation des troubles neurologiques. L'éruption peut cependant précéder de plusieurs semaines, voire quelques mois, les manifestations neurologiques. Quatre situations cliniques sont décrites et peuvent être associées :

Encéphalite aiguë fébrile d'aggravation rapidement progressive associant trouble de la conscience et du comportement, confusion, crises d'épilepsie et signes focaux variables. On distingue 2 sous-groupes anatomopathologiques : les leucoencéphalites multifocales et les ventriculites.

Myélite ou encéphalite focales avec signes de localisation correspondants : Dans les myélites focales, le tableau est celui d'une paraplégie faisant suite à une éruption zostérienne dans le dermatome correspondant. L'évolution est généralement subaiguë.

Méningomyélite aiguë avec angéite nécrosante, réalisant un tableau de myélite transverse d'évolution rapide voire fulminante et souvent associée à une radiculite voire des signes d'atteinte cérébrale : Le traitement repose en premier lieu sur l'aciclovir par voie intraveineuse à la dose minimale de 10 mg/kg × 3/j. La durée du traitement nécessaire n'est pas établie, allant de 10 à 60 jours dans les cas publiés.

e) Encéphalopathie à VIH (71, 74)

Lors de la séroconversion ou dans les semaines qui la suivent, une encéphalite aiguë réversible peut survenir. Ses manifestations sont une confusion, une fièvre, des myalgies, parfois des crises convulsives et des troubles cognitifs.

L'encéphalite tardive du VIH est une encéphalite d'évolution subaiguë, survenant chez des patients qui ont un taux de CD4 inférieur à 100/mL, spécifique par ses lésions et de pathogénie très discutée. Les troubles évoluent sur 1 à 10 mois, avec de fréquentes fluctuations. Les premiers symptômes sont des troubles du comportement, cognitifs et moteurs. Les patients se plaignent de difficultés de concentration et de troubles de la mémoire. Leur comportement social est modifié, avec une irritabilité inhabituelle, des modifications dans leurs habitudes sociales, voire une désinhibition. Les patients ont des difficultés pour lire et écrire, une désorientation temporospatiale, une aboulie et une apathie, ce qui conduit rapidement à des arrêts de travail. Les céphalées et crises comitiales sont rares. Les réflexes ostéotendineux sont pyramidaux avec un signe de Babinski. La marche est ataxique et il existe un déficit moteur modéré des membres inférieurs. En phase finale, des troubles sphinctériens vont apparaître, associés à des myoclonies, une hypertonie et une apraxie, le patient devenant grabataire en quelques mois. La TDM montre des images non spécifiques, atrophie cortico-sous-corticale et dilatation ventriculaire. L'IRM, plus sensible, montre des lésions de la substance blanche sous la forme d'hypersignaux en T2. L'étude du LCR est également utile pour éliminer une méningite, en particulier à cryptocoques ou mycobactéries. L'électroencéphalogramme (EEG) est souvent perturbé mais ne montre pas d'anomalies spécifiques. Le diagnostic formel ne peut être confirmé que par l'autopsie.

2.1.2. Les atteintes tumorales : lymphomes primitifs cérébraux (60, 99, 104)

Les lymphomes cérébraux primitifs (LCP) sont dans l'immense majorité des cas des lymphomes non-Hodgkiniens (LNH) B. Contrairement aux LNH systémiques, les LCP surviennent surtout quand les CD4 sont inférieurs à 50/mm3. Les hommes sont plus fréquemment atteints (sexe ratio 9:1). La fréquence des localisations neurologiques des LNH systémiques est de 30%. Il s'agit surtout de localisations méningées. Les signes neurologiques des LCP, peu spécifiques, associent de manière variable des troubles cognitifs, un syndrome confusionnel, un syndrome dépressif, des céphalées, parfois isolées, un déficit moteur, des crises d'épilepsie, une atteinte des nerfs crâniens. Le lobe frontal, le noyau caudé et le cervelet sont les localisations les plus fréquentes. Le scanner cérébral ou mieux l'IRM mettent en évidence une ou plusieurs tumeurs cérébrales, évocatrices si elles sont périventriculaires, enchâssant le ventricule. Le LCR est souvent normal ou comporte des anomalies non spécifiques. Le diagnostic de LCP doit rester histologique à chaque fois que cela est possible, et celui reposant uniquement sur la PCR Epstein-Barr Virus (EBV) positive dans le LCR l'exception. La confirmation histologique a démontré un impact favorable sur la survie des patients. Le méthotrexate semble largement utilisé en raison de sa bonne tolérance.

2.1.3. Atteintes vasculaires (13 ,70)

Accidents ischémiques transitoires (AIT), accidents ischémiques constitués (AIC) et hémorragies intracérébrales (HIC) ont été décrits dès 1983, avant l'introduction des antirétroviraux. Malgré de nombreuses controverses, le risque d'accidents cérébrovasculaires est augmenté dans l'infection VIH-1(110).

Les principales causes d'AIC sont les embolies d'origine cardiaque, les vascularites infectieuses (tuberculose, CMV, VZV, HSV, syphilis, cryptococcose, candidose, toxoplasmose, aspergillose, mucormycose, coccidioidomycose, trypanosomiase), les vascularites associées à un LCP et les troubles de l'hémostase (anticorps antiphospholides, déficit en protéine S, CIVD). Aux causes suscitées, s'ajoutent l'angiopathie associée au VIH et l'athérosclérose précoce, effet secondaire probable des multithérapies HAART. Ces anomalies vasculaires sont identiques à l'artériolosclérose observée chez les sujets âgés, les hypertendus et les diabétiques. La restauration immunitaire pourrait être aussi responsable de vascularité cérébrale. Les HIC sont habituellement liées à des infections opportunistes (toxoplasmose, tuberculose), des tumeurs (LNH, métastases de sarcome de Kaposi) et des thrombopénies. L'incidence de ces causes diminuant avec les traitements, les HIC devraient diminuer corrélativement.

2.1.4. Manifestations dues au VIH

Les complications neurologiques dues au VIH sont celles qui ne peuvent pas être rapportées à une autre cause métabolique, infectieuse opportuniste ou tumorale décrite ci-dessus. Elles regroupent les manifestations neurologiques de la primo-infection, l'encéphalopathie et la myélopathie VIH. Plus de 18 ans après leur description, leur mécanisme étiopathogénique reste encore mal compris (75).

> Neuropathogenèse du VIH (13, 108, 111)

Le SNC est la deuxième cible du VIH après le système immunitaire et son invasion par le VIH est un événement précoce qui se produit lors de la virémie primaire induisant la séroconversion. Plusieurs hypothèses d'entrée du virus au sein du SNC sont reconnues : (1) via une cellule (monocyte/macrophage et lymphocyte) infectée traversant la barrière hémato-encéphalique (BHE) (théorie du cheval de Troie), (2) passage du virus libre à travers ou entre les cellules endothéliales de la BHE, (3) par l'infection du plexus choroïde qui va générer des concentrations virales élevées au sein du LCR, ou (4) par une rupture de la barrière hémato-encéphalique. Les principaux sites de réplication du VIH dans le cerveau sont les cellules exprimant le récepteur CD4 : les monocytes/macrophages et les cellules microgliales. D'autres cellules du parenchyme cérébral pourraient contenir du virus. Plusieurs observations démontrent que le SNC est un réservoir pour le VIH.

> Manifestations neurologiques de la primo-infection(16,105)

La primo-infection par le VIH : Légère, elle est responsable d'une méningite aiguë lymphocytaire, d'une encéphalopathie ou d'une myélopathie spontanément régressive. Dans les formes plus chroniques, on peut observer des épisodes neurologiques transitoires récidivants ressemblant à la sclérose en plaques. De manière plus exceptionnelle, cette réaction peut induire une leucoencéphalite aiguë hémorragique ou des lésions de sclérose en plaques aiguës ou d'encéphalites périveineuses disséminées, voire d'encéphalomyélites aiguës disséminées qui peuvent être fatales.

> Le complexe démentiel associé au VIH (2, 15, 72)

Avant l'ère des associations thérapeutiques efficaces, l'incidence annuelle de la démence était de 7% quand le nombre de CD4 était inférieur à $200/mm^3$ et affectait 20% des patients au stade SIDA. Trois ans après l'introduction des inhibiteurs de protéase, l'incidence de la démence du SIDA avait diminué de 50% par comparaison aux débuts des années 1990. Avant l'ère des multithérapies, les facteurs de risque de démence du SIDA incluaient une charge virale plasmatique VIH élevée avant traitement, l'âge avancé du patient, le faible nombre de CD4, une anémie et un syndrome dépressif. Il n'est pas démontré que ces facteurs de risque soient toujours les mêmes à l'ère des trithérapies, en dehors de la charge virale plasmatique et du nombre de CD4. D'autres facteurs de risque émergent.

Les premiers symptômes sont essentiellement des troubles de l'attention et de la concentration associés à des troubles mnésiques. Un ralentissement psychomoteur s'installe parallèlement, souvent plus évident pour l'entourage que pour le patient lui-même. Parfois, un état maniaque peut inaugurer une encéphalopathie VIH. Après quelques semaines ou mois, surviennent une apathie, une indifférence affective, une perte de motivation avec désintérêt global et des difficultés ambulatoires. À la phase évoluée, le syndrome démentiel est sévère confinant le patient au mutisme, avec incontinence fécale et urinaire et paraplégie en rapport avec une myélopathie souvent associée à ce stade. Il n'y a pas de troubles de la conscience jusqu'à un stade évolué de la démence. L'introduction des multithérapies a cependant modifié l'histoire naturelle et le profil de la démence du SIDA. L'IRM cérébrale est souvent normale au stade précoce. La PL est le plus souvent normale ou montre des anomalies aspécifiques. Les molécules qui pénètrent relativement bien dans le parenchyme cérébral sont théoriquement la zidovudine, la stavudine, la lamivudine, l'abacavir, la névirapine, l'éfavirenz et l'indinavir.

2.1.5. Myélopathie associée au VIH

2.1.5.1. Myélopathies vacuolaire (92, 106)

La myélopathie vacuolaire est la plus fréquente des myélopathies survenant au cours de l'infection VIH. Sa prévalence varie de 20 à 55% selon les séries autopsiques. Sa relation étiopathogénique avec le VIH est discutée. Cependant, les dosages sériques de ces vitamines sont le plus souvent normaux. Le terme de myélopathie vacuolaire est anatomo-pathologique et ne doit pas être utilisé stricto sensu en dehors d'une confirmation autopsique. Parfois, il n'existe qu'un syndrome médullaire fruste et l'examen se résume à des réflexes simplement vifs ou pyramidaux aux membres inférieurs et/ou à une hypopallesthésie.

Le tableau clinique, qui n'est typique qu'à la phase sévère de la maladie, est celui d'une paraparésie spastique avec ataxie proprioceptive et plus rarement troubles génito-sphinctériens. Cependant, des troubles de l'érection peuvent être parmi les premiers signes de la myélopathie. La PL est normale ou montre des anomalies aspécifiques. Les données sont beaucoup moins nombreuses que pour la démence du SIDA. Il ne semble pas y avoir d'augmentation de la charge virale VIH dans le LCR sauf dans quelques observations exceptionnelles. Aucune grande série clinique n'a démontré l'efficacité d'une thérapeutique spécifique. Nous préconisons de négativer à chaque fois que cela est possible la charge virale sérique en privilégiant les molécules qui passent bien la barrière hémato-encéphalique en association à de fortes doses de vitamine B12 en intramusculaire. Les traitements symptomatiques doivent être utilisés largement : kinésithérapie, baclofène et tétrabazépam pour la spasticité, bilan urodynamique pour améliorer les troubles vésicosphinctériens (traitement médicamenteux, toxine botulique etc.).

2.1 6. Autres manifestations centrales (30, 47, 65)

De nombreuses autres pathologies, rapportées au VIH et non dues à des complications opportunistes ou tumorales sont régulièrement décrites. Il peut s'agir de nouvelles formes d'encéphalopathie au profil histologique différent de ceux décrits jusqu'alors, de l'émergence de leucoencéphalopathie démyélinisante très sévère sous multithérapies, de l'expression inhabituelle de l'infection du SNC par le VIH : mouvements anormaux et syndromes parkinsoniens, dégénérescence cérébelleuse, hypothermies récurrentes notamment.

Enfin, la fréquence des maladies neurologiques dégénératives augmentant avec le vieillissement, l'allongement de la vie des patients infectés par le VIH, la communauté de certains facteurs de risque commun aux maladies dégénératives telle la maladie d'Alzheimer et à l'infection VIH (activation microgliale et production de cytokines neurotoxiques, co-morbidité vasculaire, perte neuronale, etc.), et la plus grande fréquence de la démence du SIDA chez les sujets âgés, font craindre à certains auteurs une augmentation des atteintes neurologiques dans les années à venir.

2.2. LES ATTEINTES PERIPHERIQUES

Les neuropathies périphériques sont les complications neurologiques les plus fréquentes de l'infection par le VIH. Depuis l'instauration des multithérapies efficaces, les neuropathies des stades tardifs avec immunodépression sévère sont plus rarement rencontrées. L'émergence des résistances aux antirétroviraux expose cependant à la réapparition de ces neuropathies, donc la fréquence avait très largement diminué à l'introduction des IP. L'incidence annuelle des neuropathies reste toujours très élevée 21%. Les neuropathies iatrogènes représentent aujourd'hui la cause essentielle des atteintes nerveuses périphériques rencontrées en pratique courante (40).

2.2.1. Classification des neuropathies périphériques (31)

La classification des différentes formes de neuropathies associées au VIH peut être présentée de manière simplifiée, en fonction du stade évolutif de la maladie.

- Stade précoce « dysimmunitaire »
    - Polyradiculonévrite aigue ;
    - Polyradiculonévrite chronique
    - Multinévrite (vascularite)

- Autres : atteintes des nerfs crâniens, plexopathies
- Stade intermédiaire
    - Polyneuropathie sensitive ;
    - Neuropathie dysautonomique ;
- Stade tardif (infections opportunistes)
    - Atteintes pluriradiculaires (surtout si CMV et lymphomes)
    - Multinévrite à CMV
- Tous les stades : neuropathies iatrogènes

Les symptômes et signes périphériques peuvent résulter d'une atteinte du système nerveux depuis la corne antérieure de la moelle épinière ou les ganglions rachidiens jusqu'au nerf périphérique. Le diagnostic repose essentiellement sur une étude clinique précise déterminant le caractère symétrique ou asymétrique de l'atteinte, la prédominance de l'atteinte sensitive ou motrice, le mode d'installation des troubles et la rapidité d'évolution. Le diagnostic étiologique des neuropathies périphériques est difficile car, les causes sont souvent intriquées. Le degré de l'immunodépression reste cependant un élément clé pour l'orientation étiologique. Les trois situations cliniques les plus fréquemment rencontrées sont :

- Les polyneuropathies

Caractérisées par une atteinte distale, symétrique, à prédominance sensitive, touchant essentiellement les membres inferieures. C'est la situation clinique la plus fréquente.

- Les mononeuropathies

Isolées ou multiples (multinévrites), avec une atteinte uni ou multifocale touchant les membres dans un territoire tronculaire (les nerfs crâniens peuvent également être atteints). C'est une situation clinique rare qui doit conduire à une biopsie neuromusculaire pour avoir une certitude étiologique ;

- Polyradiculoneuropathies (polyradiculonévrites)

Sous une forme aiguë ou chronique, avec constitution plus ou moins rapide d'un déficit moteur au premier plan par rapport à l'atteinte sensitive, distal et proximal, atteignant souvent les quatre membres. Elles posent surtout des problèmes thérapeutiques.

2.2.2. Descriptions des différentes neuropathies périphériques

2.2.2.1. Polyneuropathies (PN)

Elles ont deux étiologies principales : iatrogènes et celles liées au VIH.

a) Polyneuropathies iatrogènes (18)

Les PN iatrogènes sont devenues très fréquentes. Elles concernent classiquement les INTI. Toutes sont potentiellement neurotoxiques à des degrés divers, en dehors de la zidovudine, non inducteur de neuropathie périphérique. Les trois molécules principalement en cause sont : la zalcitabine, la didanosine et la stavudine. Une neuropathie est aussi décrite chez 8 à 9% des patients sous lamivudine. Avec les inhibiteurs de protéase, des paresthésies péribuccales et des extrémités sous ritonavir (jusqu'à 25% des patients) et amprénavir, sans neuropathie objective, sont rapportées. De rares cas (4% des patients) d'atteinte nerveuse périphérique ont été attribués au saquinavir, ainsi que le risque d'aggravation d'une neuropathie sous nelfinavir. La réelle toxicité des antiprotéase est difficile à apprécier en raison des associations d'antirétroviraux, mais trois molécules semblent neurotoxiques : indinavir, saquinavir et ritonavir. D'une part, la neuropathie iatrogène semblerait se développer dans la première année du traitement. En effet, en dehors des associations comprenant des fortes

44

doses de stavudine, lamivudine et éfavirenz, le risque neuropathique disparaît au-delà de la première année de traitement.

Le tableau clinique est celui d'une PN à large prédominance sensitive, d'apparition rapide, en moyenne 9 à 20 semaines après le début du traitement, parfois plus tôt dès les premières semaines, avec une évolution de type « longueur dépendante » atteignant initialement les pieds et évoluant de manière ascendante, sans caractère différentiel spécifique par rapport aux PN VIH. La sévérité de l'immunodépression, traduite par l'effondrement des CD4, est retenue comme un facteur prédisposant très probable au développement de la neuropathie pour tous les NRTI. Le diabète, l'alcoolisme, une carence en vitamine B12 ont également été incriminés, de même que l'âge, la dénutrition, l'existence d'une anémie pour la stavudine. Le risque de toxicité périphérique est augmenté en cas d'association à un traitement hydroxyuré.

L'évolution est la plus souvent favorable après l'arrêt du traitement, si le diagnostic a été porté suffisamment tôt. On peut parfois constater une intensification transitoire des symptômes durant 3 à 6 semaines après l'arrêt du traitement (coasting period : période de « roue libre »), qui n'est pas inhabituelle dans le contexte des neuropathies iatrogènes. Il est fréquent que l'amélioration ne surviennent que dans un délai de 4 à 8 semaines, mais ce délai peut être plus long, jusqu'à 16 semaines, voire au-delà.

b) Polyneuropathies liées au VIH (21, 50)

La prévalence des neuropathies est de 30 à 35% au stade SIDA, mais elle est variable selon les études et les critères. La charge virale plasmatique du VIH est également un facteur à prendre en considération car, le risque de neuropathie VIH est multiplié par 2,3 chez les patients dont la charge virale plasmatique est supérieure à 10 000 copies/ml, par rapport aux patients dont la charge virale est inferieure à 500 copies/ml. Une corrélation entre charge virale et le degré de neuropathie selon des critères clinique a été également démontrée. La présentation clinique est celle d'une polyneuropathie sensitive (atteinte motrice rare et très tardive) atteignant d'abord les membres inferieures, avec une évolution de type « longueur dépendante ». Il n'y a pas de particularité clinique spécifique par rapport aux autres neuropathies sensitives, en dehors d'une présentation évoquant une atteinte prédominante des « petits fibres ». Les plaintes cliniques les plus souvent rapportées sont les paresthésies distales et les impressions de pieds brulants. Des douleurs marquées sont surtout constatées dans les stades tardifs, de même que l'association à des signes centraux comme des troubles cognitifs, notamment. Un examen retrouvant des reflexes achilléens normaux ou faibles associés à une hyperéflexie rotulienne et un signe de Babinski doit faire envisager l'existence d'une myélopathie coexistante. On note une hypoesthésie thermoalgésique en chaussettes, puis en gants et une hypopallesthésie. Une altération importante ou une ataxie proprioceptive marquée doivent faire rechercher une carence en vitamine B12.

L'électromyogramme (EMG) montre un tableau de neuropathie axonale sensitive avec une altération longtemps isolée de l'amplitude des potentiels sensitifs distaux. L'étude du LCR est normale ou montre une hyperprotéinorachie modérée. La cause de la neuropathie VIH reste discutée. La responsabilité directe du virus n'a pas été démontrée.

c) **Polyneuropathies d'autres étiologies**

Des polyneuropathies d'étiologies différentes sont beaucoup plus rarement rencontrées. Une atteinte proprioceptive avec trouble de l'équilibre et talonnement à la marche devra faire rechercher une neuropathie par carence à la vitamine B12.

Une neuropathie sensitivomotrice, s'opposant aux formes longtemps purement sensitives des neuropathies iatrogènes et VIH, et associée à un syndrome sec, devra faire envisager un DILS (diffuse infiltrative lymphocytosis

46

syndrome). Il s'agit d'une forme rare, mais utile à connaitre, car accessible à un traitement (corticoïdes, antirétroviraux), caractérisée par une hyper lymphocytose CD8 persistante associée à une atteinte multiviscérale évoquant un syndrome de Sjögren : syndrome sec (xérostomie, xérophtalmie), parotidomégalie, atteintes extraglandulaires multiples (uvée, poumons, reins, ganglions, rate, tube digestif). Les lésions tissulaires sont caractérisées par une infiltration de lymphocytes CD8 (à la différence du syndrome de Sjögren où l'infiltration des glandes salivaires est essentiellement constituée de CD4). Le taux de CD8 est constamment élevé, et le taux de CD4 est variable, souvent supérieure à 200/mm3. L'EMG retrouve une axonopathie mais des atteintes mixtes ont été rapportées. Contrairement aux SNC, le syndrome de restauration immunitaire se complique rarement d'une atteinte périphérique, surtout sous la forme d'un syndrome de Guillain-Barré.

2.2.2.2. Multineuropathies (84)

Rares, elles sont d'installation rapide. Au début de l'évolution de l'infection à VIH, quand les taux de CD4 sont supérieurs à 200/mm3, les multinévrites se présentent le plus souvent sous la forme de déficits à prédominance sensitive d'installation brutale, limités à un ou deux nerfs périphériques ou aux nerfs crâniens. Parfois les atteintes sont plus difficiles à systématiser, mais toujours asymétriques. Les nerfs crâniens peuvent être touchés. L'EMG retrouve le plus souvent une atteinte axonale marquée, asymétrique, imposant l'exploration de plusieurs nerfs moteurs et sensitifs. La PL met fréquemment en évidence une réaction inflammatoire lymphocytaire. Les paralysies faciales peuvent révéler l'infection à VIH, simulant une banale paralysie faciale à frigore. Elles s'accompagnent souvent d'une hyperprotéinorachie et d'une réaction cellulaire dans le LCR. La PL peut être normale mais, est très évocatrice en cas de réaction cellulaire à polynucléaires. La preuve virologique n'est apportée que par la mise en évidence des inclusions caractéristiques dans le noyau et le cytoplasme des cellules infectées : cellules endothéliales, macrophages, fibroblastes, et cellules schwanniennes. Le traitement spécifique (Ganciclovir et ou foscarnet) est indiqué en urgence. Ces multinévrites peuvent parfois évoluer vers une présentation pseudopolynévritique en raison de la multiplicité des atteintes ou vers des tableaux d'atteinte pluriradiculaire lombosacrée.

2.2.2.3. Polyradiculoneuropathies (58)

Elles surviennent essentiellement aux stades précoces de l'infection VIH et sont parfois révélatrices. Les formes aigues se présentent comme un syndrome de Guillain-Barré, tant cliniquement qu'électrophysiologiquement. Toutes les formes peuvent être observées, des paralysies faciales aux formes tétraplégiques. Le LCR est souvent plus riche en cellules, avec une hypercytose lymphocytaire (10 à 50 cellules/mm3) que dans le syndrome de Guillain-Barré non associé au VIH. Le traitement est identique : surveillance dans les formes mineures, indications des plasmaphérèses ou des veinoglobulines à discuter dans les autres formes.

Les formes subaigües ou chroniques sont également identiques aux formes séronégatives, avec une hypercytose lymphocytaire souvent plus élevé dans le LCR. Le pronostic est comparable. La corticothérapie est le traitement de référence, l'indication des immunoglobulines intraveineuses reste à évaluer précisément.

2.2.2.4. Neuropathies dysautonomiques (98)

Elles peuvent survenir à tous les stades et des signes de dysautonomies infracliniques sont présents chez des patients sans complications neurologiques définies. Les dysautomies sévères peuvent s'observer au stade sida et s'associer aux différentes formes de neuropathies décrites. Elles sont souvent le fait d'une infection évoluée. L'atteinte du système sympathique peut se traduire par une hypotension orthostatique, des syncopes, une anhidrose et des diarrhées. L'atteinte du système parasympathique se traduit par une tachycardie de repos, des palpitations et des troubles génitaux et sphinctériens.

2.2.3. Traitement (26, 34, 35)

Le traitement de la neuropathie toxique repose sur la diminution des doses de la molécule toxique, la modification d'une association particulièrement toxique, ou le changement complet du traitement. Si la neuropathie est sévère, il est nécessaire de modifier les antirétroviraux.

L'effet antirétroviral des INTI pourrait dominer leur potentiel neurotoxique et améliorer la polyneuropathie due au VIH. Le traitement des polyneuropathies à CMV, tuberculeuse, syphilitique, et par infiltration lymphomatose est celui de la cause. Quelle que soit l'étiologie de la neuropathie, le traitement symptomatique est identique et adapté à l'intensité de la plainte fonctionnelle. Le traitement des neuropathies d'intensité moyenne repose sur une vitaminothérapie, des antalgiques simples ou associés à la codéine ou des anti-inflammatoires non stéroïdiens. Une prise en charge kinésithérapique est souvent nécessaire. Les traitements symptomatiques de seconde intention comportent de tricycliques à effets anti-cholinergiques moins marqués, plus efficaces et mieux tolérés quand le traitement initial est à faible dose et augmenté très progressivement. La lamotrigine (Lacmital) pourrait être selon certains, l'antalgique le plus efficace, car elle n'utilise pas la voie du cytochrome p450, ce qui limite le risque d'interaction avec les antiprotéases. Sur les zones très « névralgiques », l'application d'un patch ou d'une crème à base de xylocaïne ou de prilocaïne peut induire un effet antalgique.

3. LES AUTRES ATTEINTES NEUROLOGIQUES : LES ATTEINTES MUSCULAIRES

Leur diagnostic est souvent difficile au début. La présentation clinique présente une faiblesse musculaire proximale et progressive, les myalgies sont fréquentes, mais parfois tardives. L'élévation des enzymes musculaires (CPK et aldolase) signent l'atteinte musculaire, mais elle est inconstante et d'interprétation parfois difficile chez des sujets sportifs. Dans la plupart des cas, seule la biopsie musculaire peut apporter la certitude diagnostic (9).

a) Myopathies associées au VIH (43, 50)

Décrite en 1983, elle est rare et ne représente que 0,15% des manifestations musculaires rencontrées au cours de l'infection. Elle survient à tous les stades de l'infection et peut même la révéler. La présentation clinique n'est pas différente de la polymyosite des sujets séronégatifs, diminuée par un déficit musculaire proximal, associée ou non à des myalgies, et par une élévation inconstante des enzymes musculaires dont l'importance n'est pas corrélée au déficit musculaire. Le diagnostic est fait par la biopsie musculaire. Le traitement dépend du stade de l'infection par le VIH, de la sévérité de l'atteinte musculaire et des autres complications éventuellement présentes. Les anti-inflammatoires non stéroïdiens peuvent être essayés dans les atteintes mineures, mais en cas d'atteintes musculaires invalidantes et/ou menaçantes, il faut avoir recours à la corticothérapie per os ou aux immunoglobulines intraveineuses.

b) Myopathies médicamenteuses (94, 97)

Elles sont représentées essentiellement par myopathie à la zidovudine. La myopathie survient habituellement après 4 à 39 mois de traitement, avec une moyenne variante de 12,5 mois à 17 mois chez 8 à 17% des patients. Des atteintes plus précoces sont rares. L'inhibition de l'ADN polymérase mitochondriale pourrait être, au moins en partie, à l'origine de la toxicité de la molécule. Cliniquement, le tableau est proche de la polymyosite liée au VIH. L'amélioration du tableau clinique et la diminution des enzymes musculaires après arrêt de la zidovudine confirment a posteriori le diagnostic sans qu'il soit nécessaire de faire une biopsie musculaire. La biopsie permet aussi d'écarter une autre pathologie. Parmi les nombreux effets indésirables rapportés avec les antirétroviraux, quelle que soit la classe, on retrouve presque toujours des myalgies et des élévations des enzymes musculaires sans que le lien de causalité soit nécessairement démontré.

c) **Autres atteintes musculaires (94, 95, 97)**

Des rhabdomyolyses liées au VIH survenant lors de la séroconversion, isolement au cours de la maladie ou à répétition, des rhabdomyolyses d'origine médicamenteuse (didanosine, lamivudine, triméthoprime-sulfaméthoxazole, antiprotéase) et des rhabdomyolyses survenant en phase terminale, associées ou non à une infection opportuniste du muscle ont été rapportées. Les infections opportunistes des muscles sont principalement des pyomyosites. La toxoplasmose musculaire s'observe à un stade terminal de la maladie et se traduit par une myopathie douloureuse subaiguë associée à une toxoplasmose multi-viscérale. Quelques cas de myasthénie ont été rapportés chez des patients infectés par le VIH. Le traitement repose sur des antirétroviraux et, si nécessaire, les anticholinestérasiques usuels.

CHAPITRE II
MATERIEL ET METHODE

2.1 CADRE D'ETUDE

L'étude a été faite dans quatre services du CHU de Conakry (Dermatologie, Maladies infectieuses, Médecine interne, Neurologie) qui ont un ensemble de 139 lits d'hospitalisation.

Tous ces services ont trois vocations :

> Les soins ;
> La formation ;
> La Recherche scientifique.

2.2. MATERIEL OU SOURCE DES DONNEES

L'étude a concerné tous les patients hospitalisés dans les quatre services pendant la période d'étude.

Les données ont été retrouvées grâce aux :

> Dossiers d'hospitalisation ;
> Registres d'hospitalisation ;
> Registres ou cahiers de suivi ;
> Registres de sérologies virales pour le VIH et la toxoplasmose ;
> Registres de bactériologie pour les examens directs et tests au latex pour le LCR ;
> Registres de biochimie pour la glycorachie et la protéïnorachie du LCR ;
> Logiciel FUCHIA (où sont regroupées les données issues des dossiers du PNPCSP et les suivis de consultation du pvVIH) ;

Ces résultats ont été saisis et analysés sur une base Excel par le même logiciel.

2.3. METHODES

2.3.1. Type et durée de l'étude

Il s'agit d'une :

- Etude rétrospective de type descriptif de 4 mois pour les quatre services allant du 1er Septembre 2010 au 31 Décembre 2010 ;

2.3.2. Population cible et population d'étude

➢ La population cible était constituée de tous les patients hospitalisés dans les quatre services pendant la période d'étude ;

➢ La population d'étude était constituée des patients dépistés ou pas au VIH et ayant une IO à manifestation neurologique ;

2.3.2.1. Critères d'inclusion

➢ Patients adultes dépistés ou pas au VIH ;

➢ pvVIH ayant une IO à manifestation neurologique qu'elle soit centrale et/ou périphérique et/ou musculaire et ayant un dossier complet ;

2.3.2.2. Critères de non inclusion

➢ La population pédiatrique dépistée ou pas et/ou au VIH ayant des IO à manifestation neurologique hospitalisée dans l'un des services pendant la période d'étude;

➢ Tous patients dépistés ou pas au VIH hospitalisés ayant ou pas des IO à manifestations neurologiques non pris en charge dans l'un des 4 services;

➢ Tous patients vue en ambulatoire dépistés ou pas au VIH et/ou ayant des IO à manifestation neurologique;

2.3.3. Variables d'études

2.3.3.1. Les variables épidémiologiques

➢ Fréquence du dépistage des patients avec signes évocateurs du VIH: pourcentage des patients dépistés positifs au VIH chez l'ensemble des patients avec signes évocateurs du VIH ;

➢ Fréquence du dépistage des patients sans signes évocateurs du VIH : pourcentage des patients dépistés positifs au VIH chez l'ensemble des patients sans signes évocateurs du VIH ;

➢ Fréquence des IO neurologiques : Pourcentage de pvVIH ayant des IO à manifestation neurologique par rapport à l'ensemble des pvVIH hospitalisés ;

➢ Prévalence des pvVIH connues avant l'hospitalisation : ensemble de tous les patients hospitalisés avec statut VIH connu avant l'hospitalisation ;

➢ Prévalence des patients dépistés en cours d'hospitalisation : ensemble de tous les patients hospitalisés avec statut VIH connu en cours d'hospitalisation ;

➢ Proportion des pvVIH positives : c'est le nombre de pvVIH positives sur l'ensemble de la population totale ;

➢ Âge : nombre d'années écoulées depuis la naissance ;

➢ Proportion des pvVIH par sexe : le nombre de pvVIH par sexe sur l'ensemble des pvVIH ;

➢ Proportion des pvVIH par service : le nombre de pvVIH par service sur l'ensemble des pvVIH ;

➢ Profession :

- Ménagère (femme au foyer): femme qui n'a pour activité que de s'occuper de la propreté de son foyer et gérer ce dernier ;

- Étudiant/élève : personne qui suit une formation de niveau universitaire ou moins ;

- Les professionnels de santé : médecins, assistante sociale, infirmières, vétérinaires, biochimistes, sages-femmes ;

- Les professions à risque sont les suivantes : professionnelles du sexe, routiers, pêcheurs, hommes en uniforme ;

- Marchand : personne dont le métier est d'acheter, de vendre ou d'échanger des produits ;

- Les artisans : ferrailleurs, cordonniers, tapissiers, plombiers, frigoristes, soudeurs, décorateurs, photographes, artistes, blanchisseurs, forgerons, mécaniciens, boulangers, bouchers, éleveurs ;

- Fonctionnaires : agent de l'administration publique (les surveillants, les professeurs, les juristes, les comptables, les superviseurs) ;

- Autres (imam, chômeur, marabout) ;

- Les professions agricoles regroupent : cultivateurs, jardiniers, ouvriers;

2.3.3.2. Les variables cliniques

Pour chaque patient, entre 4 à 5 motifs d'hospitalisation ont été recueillis. Nous les avons regroupés comme suit :

> Les signes d'appel neurologique spécifiques à l'entrée :

- Atteintes centrales ;
- Trouble de la conscience ;
- Raideur de la nuque et syndrome méningé ;
- Crises convulsives ;

- Atteintes des nerfs périphériques ;

➢ Les signes d'appel non spécifiques à l'entée ;

- Céphalées ;

- Vertiges ;

- Troubles sphinctériens ;

➢ Les autres signes d'hospitalisation associés

- Fièvre ;

- Altération de l'état général ;

- Toux ;

- Diarrhées ;

- Douleurs abdominales ;

- Vomissement ;

- Éruption cutanée ;

- Adénopathies ;

- Candidoses buccales.

➢ Les antécédents

- Séropositif connu : patient dont la SRV est connue positive avant l'hospitalisation ;

- Maladies classantes : maladies permettant la classification du patient selon les stades de l'OMS (voir stade de l'OMS) ;

- Infections opportunistes liées au VIH : toutes infections plus fréquentes chez les personnes infectées par le VIH que chez les personnes non infectées dont l'incidence est croissante avec l'immunodépression ;

- Autres AVC, paludisme, paralysie faciale, etc.

➤ Répartitions syndromiques des manifestations neurologiques : les symptômes neurologiques regroupent les hémiplégies, les paraplégies, les troubles du langage, les troubles visuels et les paresthésies.

- Déficits neurologiques moteurs ;
  - ○ Hémiplégie : Paralysie motrice et/ou sensitive de la moitié du corps dans le sens vertical due le plus souvent à une lésion cérébrale de l'hémisphère opposé ;
  - ○ Paraplégie : Paralysie des membres inférieurs et de la partie basse du tronc ;
  - ○ Tétraplégie : Paralysie motrice et sensitive des 4 membres. Elle peut être complète ou partielle, réversible ou irréversible ;
  - ○ Monoplégie : Trouble neurologique qui est caractérisé par la paralysie d'un seul membre ;
- Syndromes méningés ;
  - ○ Céphalées ;
  - ○ Vomissement en jet ;
  - ○ Raideur de la nuque ;
- Atteinte du système nerveux périphérique ;
  - ○ Polyneuropathie ;
- Trouble de la conscience isolé ;
- Syndrome d'HTIC ;
  - ○ Céphalées, intenses, permanentes et durables ;
  - ○ Vomissements en jet sans nausées ;
  - ○ Crises comitiales (épilepsie) ;
  - ○ Troubles visuels ;

- Vertiges ;

- Bourdonnements d'oreille ;

- Syndrome cérébelleux
  - Hypotonie ;
  - Trouble de l'exécution des mouvements ;
  - Tremblement ;
- Type d'atteinte neurologique
  - Centrale ;
  - Périphérique ;
  - Autres ;
- Répartition selon le stade clinique de l'OMS

    Stade clinique 1

    Stade clinique 2

    Stade clinique 3

    Stade clinique 4

2.3.3.3. Les variables paracliniques

Les examens complémentaires ont été triés soit dans la prise en charge de la pathologie VIH elle-même afin d'étudier le suivi des patients, soit dans la prise en charge de la maladie neurologique intercurrente.

- Stéréotype : type de VIH présent dans le sérum des malades
  - VIH 1
  - VIH 2
- Taux de CD4

  Comparer le taux de CD4 chez les patients avec signes neurologiques et sans signes neurologiques.
- Sérologie toxoplasmique ;

- Les anticorps de type Ig M et Ig G étaient fait chez certains patients en fonction des plaintes ;
- Examen des crachats : étaient fait à la recherche des BK afin de confirmer le diagnostic clinique de TB;

➢ Ponction lombaire (rachicentèse) : est un acte médical consistant à recueillir le (LCR), au moyen d'une fine aiguille, afin de l'étudier. Il a été fait chez certains patients.

➢ Examen des crachats : pour rechercher les bacilles de Koch ;

➢ Imagerie ;

2.3.4.4 Pathologies et signes associés aux décès des patients

➢ Infections opportunistes neurologiques ;

➢ Infections bactériennes (tuberculoses) ;

➢ Infections pulmonaires ;

➢ Signes généraux

2.4. TAILLE DE L'ECHANTILLON

Grace au système informatique, nous avons édité la liste de tous les patients, hospitalisés dans les quatre services pendant la période d'étude et répondant aux critères d'inclusion. L'échantillon constitué comprenait donc 759 patients inclus, 176 patients séropositifs connu avant ou pendant l'hospitalisation ; parmi lesquels 54 ont présentés des symptômes neurologiques.

2.5. PLAN DE COLLECTE

2.5.1. Le recueil

Pour chacun des 759 patients inclus dans notre étude, nous avons à partir des dossiers constitués une base de données Excel. Ce recueil a eu lieu de février à juillet 2011.

2.5.2. Les paramètres du bordereau informatisé du recueil

2.5.2.1. La phase pré-thérapeutique

➢ Caractéristique générale

L'âge, le sexe, la profession, le statut matrimonial, la date d'entrée et de sortie de l'hôpital ont été notés. Les données n'ont pas été rendues anonymes parce que plusieurs personnes ont le même nom et prénom ; c'est pour cette raison que pour ne pas se tromper lors du dépouillement, nous étions obligé de garder les identités. Il faut cependant signaler que nous n'avons nullement publié ses noms dans les résultats finaux.

➢ Statut VIH

Les patients n'ayant pas de motif d'entrée spécifique du VIH ou de la fièvre et/ou diarrhée depuis au moins 15 jours étaient considérés comme asymptomatiques pour le VIH.

La durée de séropositivité était notée à partir de la date inscrite dans le cahier de suivi du patient (savoir si le patient était pvVIH connu avant ou pendant l'hospitalisation).

➢ Présence ou pas des manifestations neurologiques à partir :
   • Des signes fonctionnels et syndromes trouvés dans les dossiers d'hospitalisation ;
   • Des examens paracliniques réalisés retrouvés au niveau des laboratoires s'ils ne sont pas disponibles dans les dossiers ;

2.5.2.2. La phase thérapeutique

➢ Traitement VIH
• Le traitement actuel : l'existence ou non d'un TAR était recherchée et s'il y en avait, nous notions celui de la dernière consultation ;

- La charge virale : nous n'avons vu aucun patient dans notre étude qui en a bénéficié pendant la période d'étude
- Le nombre de lymphocytes CD4 : nous avons relevé tous les taux de CD4 fait par les patients, et avons conservés les plus récents.
  - ➢ Traitement de l'infection neurologique

    Chaque traitement pris était recueilli selon l'ordre chronologique, avec sa durée (si c'était précisé) et sa nature et même la posologie.
  - ➢ Autres traitements

    Tout autre traitement qu'avait pris le patient en cours d'hospitalisation était noté ;

2.5.2.3. Devenir des patients

Les patients qui ont été mis sous traitement sont sortis:

- Améliorés : Patients qui partent de l'hôpital en état de convalescence ;
- Transférés : patients envoyés dans d'autres services pour une raison ou une autre, ou pour une meilleure prise en charge ;
- Echappés : patients sorti à l'insu du personnel médical ;
- Sortie contre avis médical : patients sorti en signant une décharge stipulant qu'ils quittent les locaux de l'hôpital contre le gré du personnel,
- Décédés : patients qui sont mort pendant l'hospitalisation

2.5.3. Analyse des données

L'organisation, la gestion des données et le recueil ont été réalisés avec le logiciel Excel 2007.

Les variables qualitatives ont été rendues à l'aide de leur fréquence, et de leur pourcentage. Les variables quantitatives ont été décrites à l'aide de leur médiane, moyenne. Les analyses ont portées sur l'ensemble de l'échantillon. Nos résultats ont été présentés sous forme de figures, tableaux, qui ont été discutés, commentés, et comparés avec les données actuelles de la littérature.

2.6. CONSIDERATIONS D'ETHIQUE

L'étude a respecté les normes éthiques prescrites en la matière, celle du respect de la confidentialité.

2.7. LIMITES DE L'ETUDE

La principale limite de cette étude était qu'il s'agissait d'une étude rétrospective. Nous avons fait un état des lieux de la prise en charge diagnostic et thérapeutique des pvVIH, ayant ou non des infections opportunistes à manifestation neurologique, depuis un an dans les quatre services. Nous nous sommes rendus compte que :

- La non disponibilité de certaines données dans les dossiers ;
- Certains examens paracliniques n'étaient pas faits ;
- Surtout, l'archivage des dossiers qui étaient incomplets, inutilisables par moment et ne reflétant pas ainsi la réalité sur le terrain.

CHAPITRE III : RESULTATS

3.1. DONNEES EPIDEMIOLOGIQUES

➢ **Patients avec signes évocateurs du VIH-SIDA**

TABLEAU I: Taux de positivité parmi les dépistés chez les patients ayant des signes évocateurs du VIH par service.

	Dermatologie (%)	Maladies infectieuses (%)	Médecine interne (%)	Neurologie (%)	Total (%)
Patients avec signes évocateurs	12,33	63,27	33,45	8,14	27,68
Patients dépistés	33	71	49	29	54
Patients dépistés positifs	66	81	86	60	82

➢ **Patients sans signes évocateurs du VIH/SIDA**

TABLEAU II : Taux de séropositivité parmi les dépistés chez les 491 patients sans signes évocateurs du VIH

	Dermatologie (%)	Maladies infectieuses (%)	Médecine interne (%)	Neurologie (%)	Total (%)
Patients sans signes évocateurs	87,67	36,73	66,55	91,86	72,32
patients dépistés	40	22	6,5	8,5	14
Patients dépistés positifs	23	50	7,6	12,5	21

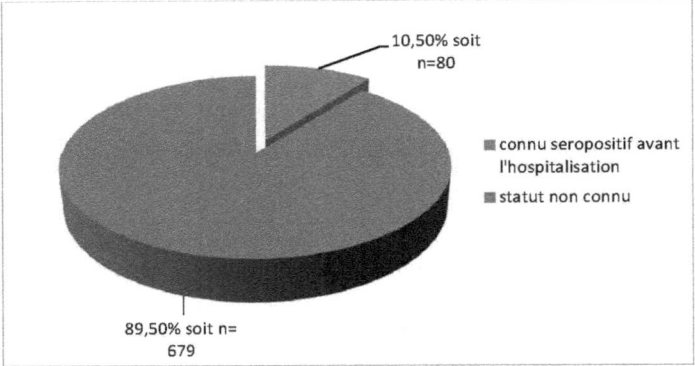

FIGURE 6 : Pourcentage des patients ayant un statut VIH connu positif avant l'hospitalisation

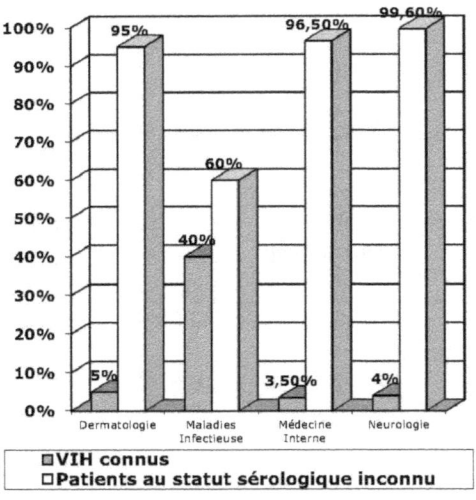

FIGURE 7 : Réprésentation des pvVIH connues avant l'hospitalisation par service

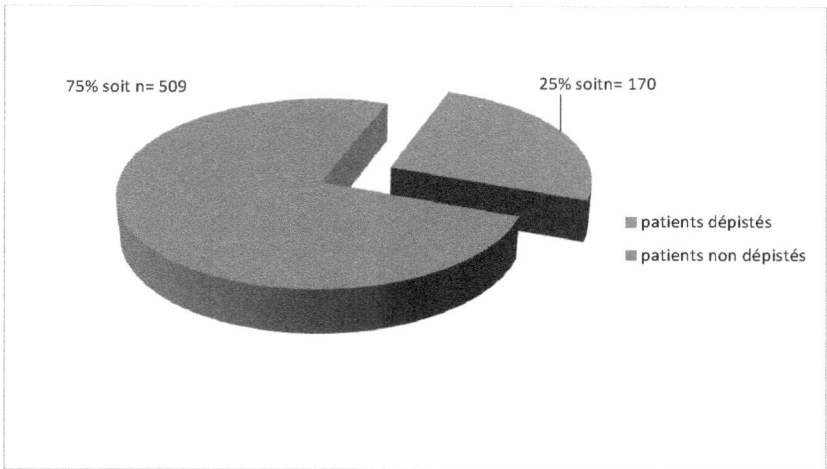

FIGURE 8 : Pourcentage des patients dépistés au cours de l'hospitalisation

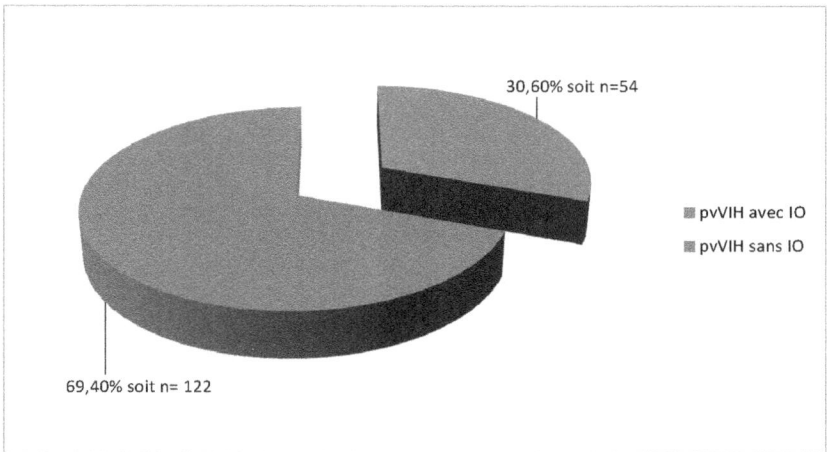

FIGURE 9: Pourcentage des pvVIH ayant des IO neurologiques

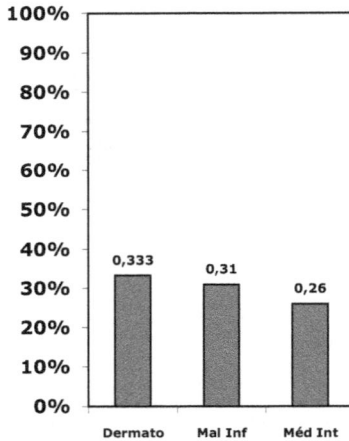

Figure 10: Proportion des pvVIH avec signes neurologiques parmi les pvVIH par service

Tableau III : Répartition par âge pour l'ensemble des 759 patients

Tranche d'âge	PvVIH connues (%)	PvVIH dépistées (%)	PvVIH avec IO neurologiques (%)	Patients sans VIH (%)
17-27	15	20	22,22	18,46
28-38	36,25	27,55	27,77	6,59
39-49	32,50	28,80	27,77	13,85
50-60	15	18,80	18,51	24,62
61-71	01,25	4,70	3,73	18,46
72 et plus	00	0,15	00	18,02
TOTAL	100	100	100	100

Tableau IV : Répartition par sexe pour l'ensemble des 759 patients hospitalisés

	Dermatologie (%)	Maladies infectieuses (%)	Neurologie (%)	Médecine interne (%)	Total (%)
Femmes	63	56	41	45	48
Hommes	37	44	59	55	52
Femmes PvVIH VIH+ /total VIH+	41	51	50	42,6	54
Homme pvVIH VIH+ /total VIH+	59	49	50	58,4	46

Tableau V : Répartition des 759 patients par profession

	pvVIH (%)	pvVIH avec signes neurologiques (%)	Population sans VIH (%)
Ménagères	27,27	27,78	21,36
Etudiants et élèves	10,22	5,56	16,45
Professionnel de santé	5,12	7,41	13,80
Profession à risque	3,97	5,55	5,67
Marchands	22,72	25,92	17,21
Artisans	15,06	11,11	16,45
Fonctionnaires	2,84	5,56	4,34
Profession agricoles	10,52	3,70	4,72
Autres	2,28	7,41	►↔
Total	100	100	100

3.2. LES VARIABLES CLINIQUES

3.2.1. Aspects cliniques

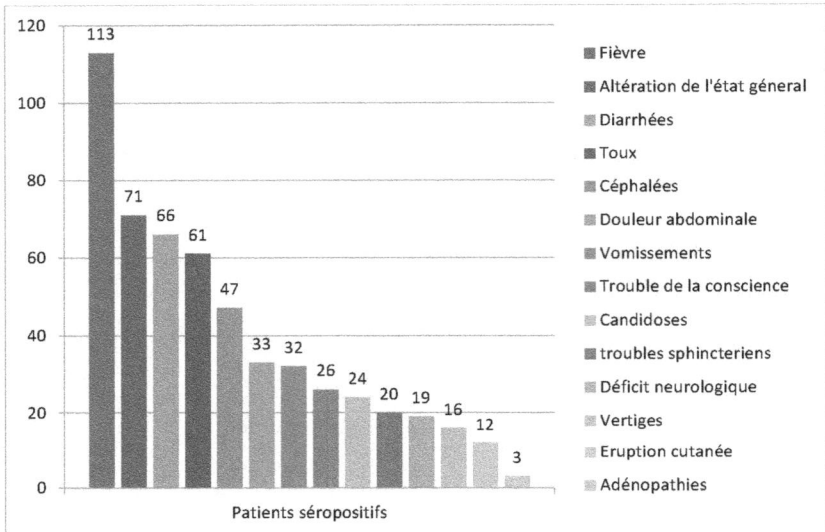

Figure 11 : Répartition des patients selon les motifs d'hospitalisation.

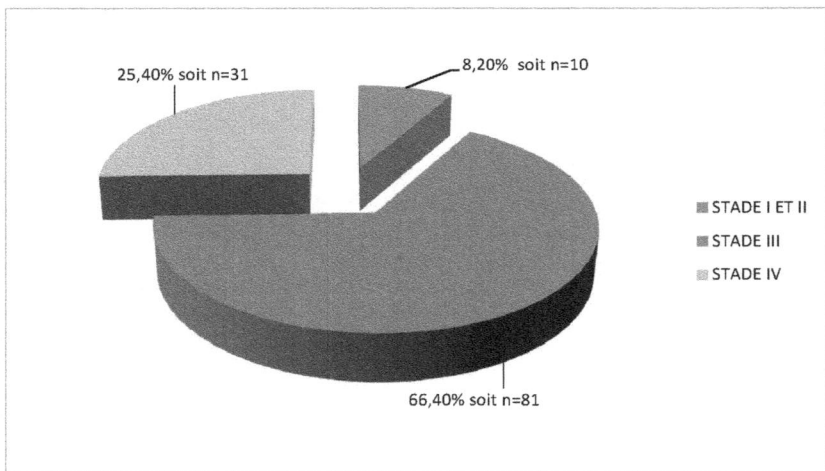

Figure 12: Répartition des pvVIH sans signes neurologiques selon les stades de l'OMS

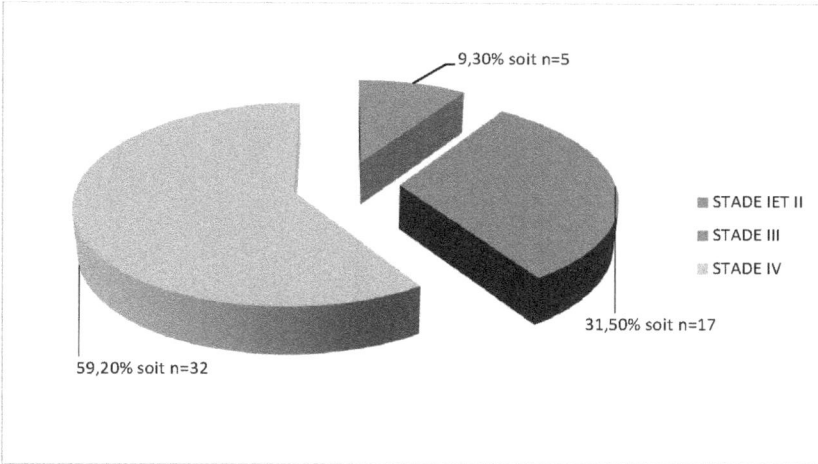

Figure 13 : Répartition des pvVIH avec signes neurologiques selon les stades de l'OMS

3.2.2. Symptomatologie neurologique

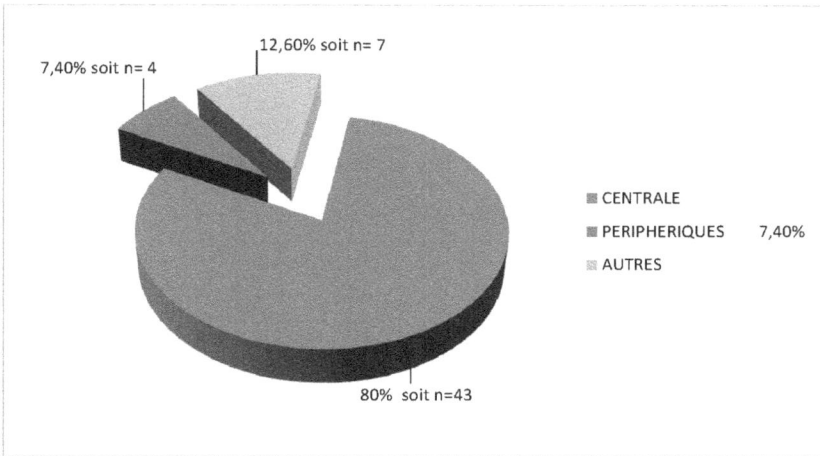

FIGURE 14: Répartition des patients par type d'atteinte neurologique

Tableau VI : Répartition des cas selon les symptômes cliniques neurologiques

symptomatologie	Pourcentage (%)
Céphalées	61
Déficit moteur	52
Fièvre	51
Vertiges	40
Confusion	35
Raideur de la nuque	31
Vomissement en fusée	24
Troubles sphinctériens	20
Neuropathies périphériques	14
Lésions de paires crâniennes	29
Crises convulsives	7
Syndrome cérébelleux	4

3.3. EXAMENS COMPLEMENTAIRES

Deux patientes sont séropositives aux VIH parmi les 176 pvVIH.

Tableau VII : Comparaison CD4 chez les pvVIH avec ou sans signes neurologiques

	VIH+avec signes neurologiques	VIH+ sans signes neurologiques
CD4maximum	694	502
CD4 minimum	4	1
CD4 médiane	95	124

> Sérologie toxoplasmique

Tableau VIII : Résultats des sérologies toxoplasmiques réalisées

	hémiplégie	paraplégie	Syndrome méningé
IgG réalisé	Positif	Positif	Négatif
IgM réalisé	Non réalisé	Non réalisé	Positif

Tableau IX: Résultats des PL par patient

	Aspect du liquide	Nombre d'élément/ mm3	Formule	Mycologie	Examen bactériolo-gique direct
Patient1	↔	960	panaché	↔	Négatif
Patient2	↔	3	↔	↔	Négatif
Patient3	Trouble	↔	↔	↔	↔
Patient4	Hématique	4	↔	↔	Négatif
Patient5	Normale	6	↔	↔	Négatif
Patient6	Normale	170	↔	↔	↔

> Examen des crachats

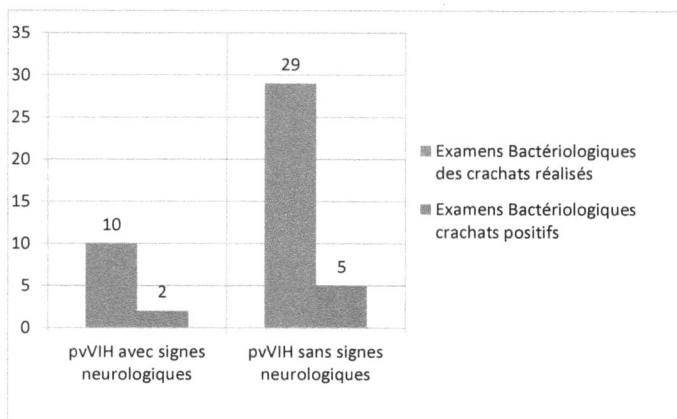

Figure 15: Nombre d'examens bactériologiques des crachats réalisés chez les pvVIH avec ou sans signes neurologiques

> Radiographie thoracique

14 patients pvVIH avec signes neurologiques ont réalisé une radiographie thoracique ; nous avons retrouvé comme diagnostic après interprétation, une tuberculose, une pleurésie droite, des micronodules et des micros opacités.

Chez les pvVIH sans signes neurologiques, 54 patients sur 122 soit 44,26%, ont réalisé une radiographie thoracique.

> TDM

Un patient transféré d'une clinique privé a eu un TDM montrant une image en cocarde.

> Fond d'œil

Nous avons trouvé deux résultats de FO parmi les 54 patients.

> Echographie abdominale

Six patients ont fait cet examen, quatre avaient des adénopathies profondes.

3.4. TRAITEMENTS

3.4.1. Traitement antirétroviraux

Liste des antirétroviraux qui étaient utilisés :

        Emtricitabine+ténofovir+efavirenz

        Zidovudine+lamivudine+nivérapine

        Emtricitabine+ténofovir+nivérapine

        Zidovudine+lamivudine+lopinavir(+rotonavir)

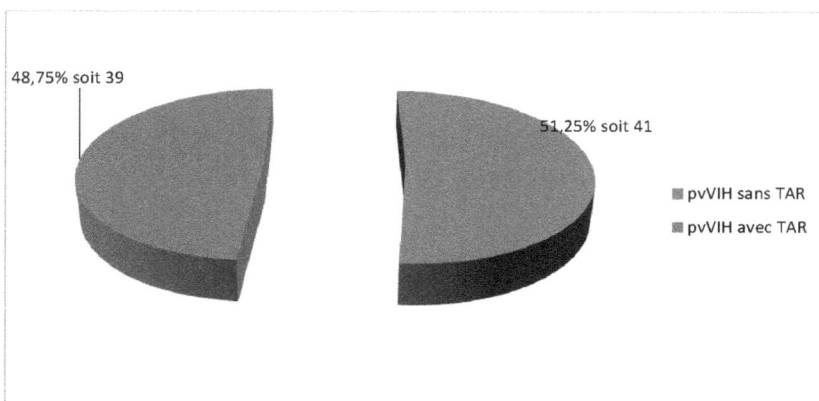

FIGURE 16: Pourcentage des pvVIH connues séropositives avant l'hospitalisation avec ou sans TAR

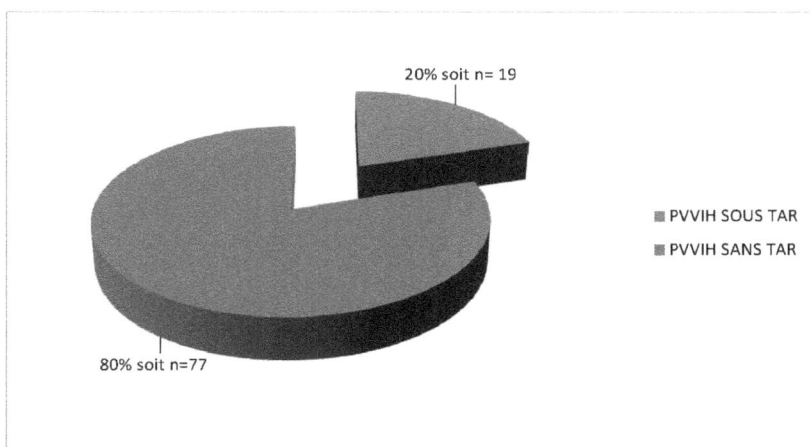

Figure 17 : Pourcentage des pvVIH avec ou sans TAR dépisté pendant l'hospitalisation

3.4.2. Les pvVIH sous prophylaxie au cotrimoxazole

Tous les patients séropositifs pour le VIH avaient reçu un comprimé du Bactrim Forte® (160/800) mg par jour ou 2 comprimés de Bactrim adulte® (80/400) mg par jour, selon les critères suivants:

- Patients présentant une infection à VIH symptomatique (stades 2, 3, 4) de l'OMS;

- Patients asymptomatiques avec un nombre de CD4 inférieur ou égal à 500/mm^3

> **Critères d'arrêt :** En cas de réaction cutanée sévère telle qu'un érythème polymorphe ou syndrome de Stevens Johnson, d'insuffisance rénale et hépatique;

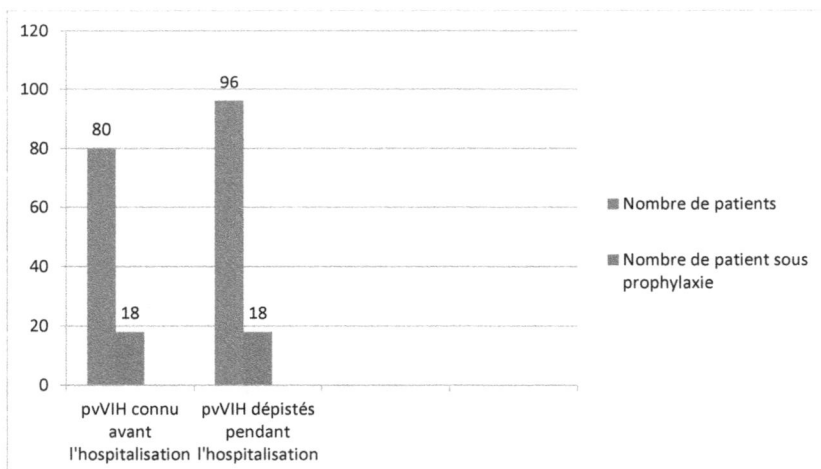

Figure 18 : Nombre de pvVIH sous prophylaxie au cotrimoxazole

3.4.3. IO neurologique

Traitement des infections opportunistes :

a) Toxoplasmose: deux comprimés du Bactrim Forte® (160/800) mg × 3 par jour ou quatre comprimés de Bactrim adulte® (80/400) mg × 3 par jour ;

b) Tuberculoses: comprenant 2 mois de quadrithérapie antibiotique (isoniazide + rifampicine + pirazinamide + ethambutol) puis 4 mois de bithérapie isoniazide et rifampicine(selon les cas) ;

C) Cryptococcose: l'administration orale de fluconazole à raison de 200 mg par jour et cela pendant 10 semaines.

d) Méningite : céphalosporine de troisième génération.

Tableau X : Traitements entrepris en fonction des principaux diagnostics émis

	Toxoplasmose (17)	Tuberculose (14)	Méningite (5)	Cryptococcose (3)
Cotrimoxazole	10	2	↔	1
Fluconazole	1	1	↔	1
Antibiothérapie	3	2	2	3
Quinine	2	↔	1	1
Quadritherapie	↔	1	↔	↔
Corticoïdes	2	1	↔	1
Pas de traitement	7	10	2	0

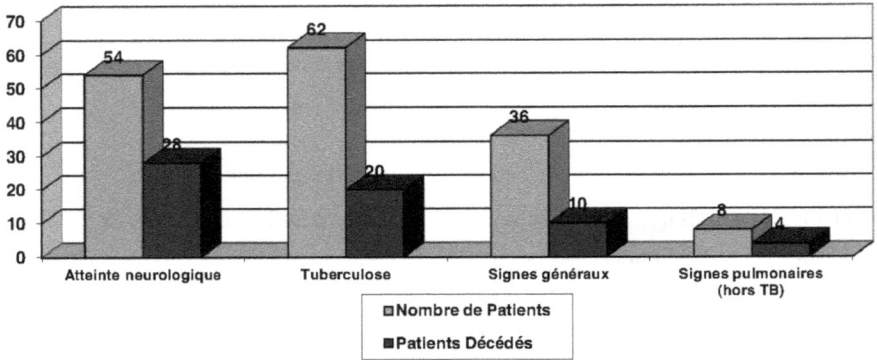

Figure 19 : Pathologies associées aux décès des pvVIH

3.5. MODES DE SORTIE DES PvVIH

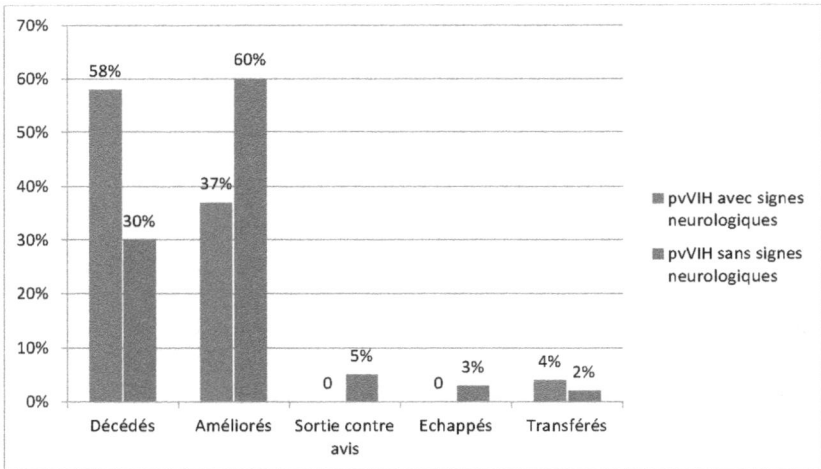

Figure 20 : Modes de sortie des pvVIH

CHAPITRE IV :
COMMENTAIRES ET DISCUSSION

Au cours de notre étude, la prévalence du VIH était de 23,18% soit 176 patients dépistés positifs au VIH parmi les 759 patients répertoriés.

- ➤ Patients avec des signes évocateurs du VIH : Au total, 188 patients (24,76%) avaient des signes évocateurs du VIH, soit 12% de patients en Dermatologie, 66% au service de maladies infectieuses et tropicales, 33% en Médecine Interne et 8% en Neurologie. Dans l'ensemble, 54% des patients ont été dépistés, soit un taux de positivité pour le VIH de 82% (83 patients parmi les 101) avec un pourcentage de 66% en dermatologie, 81% au service de Maladies Infectieuses, 86% en Médecine Interne et 60% au service de Neurologie. Ces pourcentages ne reflètent sûrement pas la réalité car, le dépistage n'était pas systématique dans tous les quatre services (uniquement en Dermatologie) mais, orienté par les facteurs clinico-épidémiologiques d'infection rétrovirale. Les répartitions selon les services sont très disparates.

- ➤ Patient sans signes évocateurs du VIH : Parmi les 489 patients ne présentant aucun signe d'appel retrouvé dans le dossier, 71 patients ont été dépistés, soit 14% parmi lesquels 13 sont positifs pour le VIH, soit un taux de positifs de 21% chez les patients sans signes évocateurs. Nous avons eu un taux de positivité (pourcentage de patients séropositifs parmi les patients testés) pour le VIH de: 66% en Dermatologie ; 81% au service de Maladies Infectieuses, 86% au service de Médecine Interne et 60% au service de Neurologie.

Cette prévalence est faible comparée à la série ivoirienne de 28,8 %, étude faite par Kouassi et Coll (44) dans le service de Neurologie d'Abidjan, et très élevée dans l'étude sénégalaise rétrospective de 10 ans (1986-1997) faite au service de neurologie de Dakar par Séné Diouf et Coll (96), mais proche de l'étude faite au Burkina Faso par Milligo A et Coll (57) où la prévalence est de

20,1% au service de médecine interne. Nous voulons et pouvons justifier que cette différence est en rapport avec les prévalences nationales de chaque pays. L'épidémie de VIH en Guinée et au Burkina Faso est de type généralisée, avec une séroprévalence de 1,5% au sein de la population générale guinéenne (Enquête Démographique et de Santé qui a pris en compte le VIH : EDSGIII 2005) et de 1,7% au sein de la population burkinabé. La prévalence est de type concentrée dans la population générale sénégalaise (0,7%) (89), est inférieure par rapport aux précédentes et nettement inferieure à la prévalence de 4,7 % dans la population générale ivoirienne (87).

➢ Parmi les 759 patients répertoriés, 80 patients étaient connus séropositifs avant l'hospitalisation :

- 73 en Dermatologie + 4 patients déjà connus pour le VIH (5%) ;
- 98 en Maladies Infectieuses + 64 connus (40%) ;
- 299 en Médecine Interne + 11 déjà connus (3,5%) ;
- 209 en Neurologie + 1 déjà connu (0,4%).

Au total, 80 patients connaissant déjà leur séropositivité ont été hospitalisés (36 avaient été dépistés dans les trois derniers mois, 17 au-delà de trois mois et pour les 27 autres, nous n'avons pas retrouvé de date de dépistage).

➢ Parmi les 759 patients répertoriés, 96 patients soit 25% ont été dépistés positifs pendant l'hospitalisation.

Nos résultats sont presque similaires à ceux d'Amouzou M.K et Coll (3) qui montraient que 83,2% ne connaissaient pas leur statut sérologique à l'admission lors d'une étude rétrospective transversale de 10 ans menée sur les dossiers des malades hospitalisés dans le service de Neurologie au CHU campus de Lomé(4). Cependant, c'est un peu plus élevé que ceux trouvés par A. Milligo et Coll (57) qui ont fait leurs études sur les manifestations neurologiques associées à l'infection par le VIH au Centre hospitalier de Bobo-Dioulasso (Burkina Faso) dans le service de Médecine Interne et qui trouvent que 66,60% des patients à l'admission ne connaissaient pas leur statut sérologique. Il est probable que certains patients hospitalisés n'aient pas eu de sérologie VIH car, les signes n'étaient pas évocateurs, ou la symptomatologie était à bas bruit.

➤ Il y a une prévalence globale de 30,68%, car parmi les 176 pvVIH, 54 ont des infections opportunistes à tropisme neurologique; les IO sont relativement fréquentes au CHU de Conakry car, un patient sur trois développe une IO à un stade ou un autre de l'infection. Parmi les 176 patients séropositifs répertoriés durant la période d'étude et hospitalisés dans les quatre services du CHU de Conakry, nous avons eu un pourcentage d'infection opportuniste à tropisme neurologique de 16,67% en dermatologie, 30,8% au service de Maladies Infectieuses et Tropicales, 26% en Médecine Interne et bien entendu, 100% au service de Neurologie dont l'effectif n'était que de 6 patients non susceptibles de modifier ainsi l'ensemble des résultats.

➤ Millogo A. et Coll (57) lors de leur étude concernant les manifestations neurologiques associées à l'infection par le VIH au Centre hospitalier de Bobo-Dioulasso (Burkina Faso) dans le service de Médecine Interne ont trouvé que 14,7% des pvVIH à l'admission avaient des troubles neurologiques ; ce résultat n'est pas pareil au notre (26%) qui a tenu compte des signes neurologiques survenus avant et pendant l'hospitalisation pas uniquement à l'admission, ce qui pourrait justifier cette différence.

➤ Pourtant Kouassi et Coll (44) dans le service de Neurologie d'Abidjan a rapporté une prévalence de 28,08%, proche de celle trouvée au SMIT de Conakry par I. Bah (39) et qui était de 29,1%.

➤ Quand à Belec. L et Coll (10) au service de Neurologie en République Centrafricaine, 65% de manifestation neurologique dans la population séropositive ont été rapportés.

➤ La différence de manifestation dans les différentes études est variable : 10% dans une étude congolaise. Ce pourcentage est passé quelques années plus tard à 19,1% dans une autre alors qu'il n'est que de 6,1% dans une autre étude zaïroise.

Tous ces résultats non identiques laissent penser que plusieurs co-facteurs pourraient jouer un rôle selon les régions d'Afrique. Ceci pourrait être lié à l'environnement et être donc en relation avec d'éventuelles infections immunosuppressives comme le paludisme, les parasitoses, les viroses ou les MST (Maladies Sexuellement Transmissibles) ou encore en relation avec la malnutrition (127). Cela tient sans doute aussi de façon générale à une prise en charge tardive des pvVIH qui entraine par ricochet une augmentation des infections opportunistes à tropisme neurologique.

➤ Le service de Neurologie a un recrutement plus âgé que les autres services (médiane de 60 ans vs 40,5 ans). Ceci s'explique par une large majorité de patients qui sont hospitalisés pour des AVC (90%) du service, et les facteurs de risque d'athérosclérose augmentant avec l'âge, la population est plus âgée. Le service de maladies infectieuses a un recrutement plus jeune, puisqu'il prend en charge la majorité des VIH et on sait que la population la plus touchée par le VIH est âgée de 20 à 40 ans en moyenne (90). La répartition était homogène pour les autres services. La patiente la plus âgée, 94 ans, n'a pas été dépistée, mais des patients à un âge avancé l'ont tout de même été. Le patient le plus âgé parmi les dépistés positifs avait 67 ans, alors qu'un patient dépisté négatif avait 80 ans. Les patients dépistés étaient plus jeunes que les non dépistés. Les patients positifs pour le VIH étaient plus jeunes que les patients négatifs. L'âge médian des patients déjà connus positifs pour le VIH était de 38 ans (16-83 ans). L'âge médian des pvVIH était de 39,5 ans avec des extrêmes de 17-83 ans. La distribution était bimodale pour ce qui concerne le plus fort taux de prévalence (27,78%), les deux tranches d'âge concernées étaient celles de : 28 à 38 ans et 39 à 49 ans ; 79 % des patients étaient âgés de 17 à 50 ans.

Nos résultats sont:

➤ similaires avec ceux de Sine Diouf et Coll (96) dont le plus fort taux de prévalence était observé dans la tranche d'âge de 31 à 40 ans et dont 80,6 % des patients étaient âgés de 21 à 50 ans.

➤ pareils avec l'étude de I. Bah (39) fait au SMIT de Conakry où l'âge moyen était de 37 ans avec des extrêmes allant de 20 à 70 ans ; la tranche d'âge la plus touchée était celle de 30-39 ans (31,25%) suivie de celle de 40-49 ans avec 30%.

➤ Quand même différents de ceux trouvés par Milligo. A et Coll (57) fait au CHU de Bobo Dioulasso où l'âge moyen était de 35,7 ans et la tranche d'âge de 30 à 40 ans constituait 43 % des cas, ce qui prouve la parfaite répartition du SIDA dans la tranche d'âge sexuellement active.

Parmi l'ensemble des patients hospitalisés, on retrouve plus d'hommes que de femmes, mais la différence n'est pas significative (p = 0,07). La Dermatologie hospitalise plus de femmes que d'hommes (sex-ratio 1,8). La plupart des patients y sont hospitalisés pour des toxidermies (syndrome de Lyell et Steven-Johnson) et des dermohypodermites nécrosantes ou non. Ces dernières pathologies surviennent sur des terrains diabétiques et chez des patients obèses dont l'hygiène est précaire. Les ménagères qui représentent 62% des femmes hospitalisées, vivent dans des conditions souvent précaires présentant généralement un facteur de risque d'infections cutanées majeur. Il y a une prédominance masculine en Neurologie car, les facteurs de risque d'athérosclérose sont plus nombreux chez les hommes (tabac, alcool, HTA) que chez les femmes. Cependant l'analyse brute des pvVIH ne révèle aucune prédominance avec un sex-ratio de 1. Par contre, si on compare le nombre de cas de femmes par rapport au nombre de femmes dépistées et le nombre de cas d'hommes par rapport au nombre d'hommes dépistés, on trouve une relative dominance masculine avec une fréquence de 33,33 % chez les hommes contre 28,42% chez les femmes. Cette différence est non significative car, $p = 0,35$. Il faut aussi signaler qu'aucune femme n'a été dépistée négative pour le VIH en Neurologie. Dans ce service, sur 22 patients dépistés, trois étaient des femmes et leur sérologie rétrovirale sont toutes revenues positives. Le nombre de femmes dépistées nous avait permis de calculer le taux de positivité (60% ± 11%) malgré que ces dernières sont un peu moins dépistées que les hommes dont le taux était inférieur (53% ± 10%).

Parmi les pvVIH, 28% des femmes et 34% des hommes présentaient des signes neurologiques. Cette différence est non significative aussi car, $p > 0,05$. Par contre, elles sont plus représentées dans la population VIH (54%).

Contrairement à nos résultats,

- Esperança. J. C. P et Coll (30) lors d'une étude faite sur la fréquence des manifestations neurologiques et des anomalies neuropathologiques au Brésil ont rapporté une prédominance masculine de 72% contre 18% de femmes ;
- Sine Diouf et Coll (96) dans leur étude montre une prédominance masculine avec un sex-ratio de 1,6 mais, ils stipulent aussi qu'en comparant le nombre de cas par rapport au nombre de femmes testées et le nombre de cas par rapport au nombre d'hommes testés, on trouve une

relative prédominance féminine avec une fréquence de 9,57 % chez les femmes contre 8,4% chez les hommes ;

- Pareillement Milligo et Coll (57) avaient une population d'étude constituée de 62 hommes et de 39 femmes, soit un sex-ratio F/H de 1/6, toujours une prédominance masculine.

Pourtant:

- I Bah (39) dans son étude faite au service de Maladies Infectieuses et Tropicales de Conakry ; tout comme nous, il a trouvé une légère prédominance féminine avec 53,75% contre 46,25%, et un sexe ratio de 1,2.
- Atangana R. et Coll (7) dans une étude similaire ont rapporté une prédominance féminine de 60,8% contre 30,2% d'hommes (8).

Il n'est donc pas évident vu ce qui précède de dire qu'il existe une relation directe entre présence des manifestations neurologiques et sexe, mais cependant si l'infection à VIH a tendance à se féminiser (78), alors il est aussi probable que par ricochet les infections opportunistes le soient aussi.

Environ 4% de notre population, soit 29 patients exerçaient une profession considérée à risque pour le VIH : deux routiers, deux pêcheurs, un navigateur et 24 hommes en uniformes. La majorité de nos patients étaient des femmes au foyer 27,27% chez les PvVIH en général et (27,78%) chez les PvVIH avec signes neurologiques suivi des commerçants (25,93%) chez les PvVIH avec signes neurologiques.

Nos résultats sont superposables avec ceux d'I. Bah qui, dans son étude au service de Maladies Infectieuses et Tropicales de Conakry, avait trouvé une prédominance des ménagères (24%) suivi des commerçants/marchands (17,5%). Mais, ce dernier n'a pas de catégorie profession à risque. Ces résultats concordent avec ceux de Sine Diouf et Coll (96) qui ont trouvé que les ménagères et les commerçants étaient les plus représentés.

Par contre, Atchimon (8), dans sa thèse de doctorat en médecine au service de Neurologie d'Ignace Deen, a trouvé une prédominance des commerçants. Ces résultats révèlent un contraste entre la forte représentativité du secteur informel (marchands, ménagère, etc.) et celui des professions à risques ; tous ces constats doivent être dus à un biais de sélection. En fait, il est probable que la survenue des manifestations neurologiques ne soit pas liée à la profession du patient, mais à d'autres facteurs.

Même si les 54 patients sont sortis avec un diagnostic neurologique, ils n'ont pas tous eu des points d'appel neurologiques les amenant à être hospitalisés. C'est pourquoi, il nous a paru intéressant de regarder les motifs d'entrée des patients. Nous constatons que par ordre décroissant 65% des patients sont fébriles à l'admission, 37% consultent pour trouble de la conscience, 37% pour des symptômes neurologiques (regroupent les hémiplégies, les paraplégies, les troubles du langage, les troubles visuels et les paresthésies), 35% des patients ont des céphalées.

➢ Les pourcentages montrent le nombre de patients présentant le symptôme et parallèlement la place des symptômes les uns par rapport aux autres, et non un pourcentage absolu. En additionnant les symptômes neurologiques et les troubles de la conscience, on retrouve que 24% des motifs d'entrée sont d'ordre neurologique ;

➢ Toutefois, Soumaré M. et Coll (100) pour leur étude intitulée « Profil épidémiologique, clinique et étiologique des affections cérébroméningées observées à la clinique des maladies infectieuses du CHU de Fann à Dakar », ont rapporté que 86% des patients avaient des céphalées, 78% étaient fébriles et 66% venaient pour des vomissements ;

➢ Il en est de même dans l'étude de Yassibanda et al. (112) ;

Même si la fréquence des motifs d'hospitalisation n'est pas identique, les céphalées et la fièvre sont des signes généraux inauguraux. Ainsi, les signes neurologiques doivent être ajoutés aux indicateurs diagnostiques et pronostiques.

Dans notre étude, en faisant une répartition qui tient compte des syndromes et symptômes neurologiques au cours de l'hospitalisation par ordre décroissants les symptômes les plus fréquents sont : la céphalée (61%), le déficit moteur (52%) avec l'hémiplégie (30%), les vertiges (40%), la confusion (35%) et la raideur de nuque (31%). Les syndromes les plus fréquents sont le syndrome méningé (23%) et le coma (16%).

Contrairement à Soumaré et Coll (101) dans leur étude nommée : « Les méningites à liquide clair chez les patients infectés par le VIH à Dakar », les principaux signes neurologiques étaient : un syndrome méningé (74 %), un coma (28 %) à différents stades, un déficit moteur (11%). Il faut cependant signaler que leur population cible étaient constitué de 89 patients VIH, la population d'étude était de 49 ; cette population d'étude est certes la même à la notre en terme de quantité mais, différente en terme de qualité. Cela pourrait donc servir de biais pour justifier la discordance dans la fréquence des résultats.

➢ Cependant, quoiqu'il en soit, le déficit moteur, le syndrome méningé et le coma dans les deux séries sont récurrents, or ces signes ne sont pas l'apanage d'une pathologie précise d'où l'intérêt d'être méticuleux lors du diagnostic différentiel.

Les paraplégies ne sont pas bien détaillées dans les dossiers. Trop peu d'éléments nous ont permis de savoir si certaines étaient d'origine centrale ou périphérique. Nous ne pouvons les prendre en considération dans l'analyse des syndromes déficitaires centraux. Ainsi, si nous regroupons les hémiplégies, monoplégies et tétraplégies, ils représentent 32,6% des syndromes.

- La prééminence de l'atteinte du SNC est de 80% (30 déficits neurologiques moteurs représentent 55% comprenant 22 hémiplégies, 5 paraplégies, 1 tétraplégie, 1 monoplégie, 1 déficit non spécifique), et 7,4% (3 neuropathies sensitives, 1 polyradiculonévrite) pour le SNP observé dans notre travail. Cela corrobore plusieurs autres travaux africains. Sine Diouf et Coll (96) dans leurs études à Dakar ont trouvé 68,8 % d'atteinte pure du SNC contre 7,5 % d'atteinte pure du SNP.

Dans les séries nord-américaines présentées par les travaux de Levy (48) et dans les séries européennes présentées par les travaux de Sadler (93), une prédominance centrale est notoire. Pour Niwicka (76), les patients qui meurent du SIDA présentent à l'autopsie dans 80 % des cas, une pathologie du système nerveux central. Les différentes séries publiées font état d'une atteinte nerveuse périphérique dans 10 à 20 % des cas d'infection VIH, allant parfois jusqu'à 50 % à 70 % si l'on prend en compte les anomalies électrophysiologiques (38, 59, 81). Pourtant tout comme dans notre étude, Kouassi et al (44) dans une étude menée dans un service de Neurologie à Abidjan, trouvent 79,33 % d'atteinte centrale et 15,49 % d'atteinte périphérique. I. Bah a trouvé 89, 2% d'atteinte du SNC et 10,8% d'atteinte du SNP.

Les atteintes périphériques dominées par la paralysie faciale périphérique sont liées au neurotropisme VIH, et ne sont pas fréquent dans notre série. La rareté des encéphalopathies démentielles dans les séries africaines contrairement à celles européennes et nord-américaines peut s'expliquer par le fait qu'elles surviennent au stade tardif du SIDA et les malades meurent avant d'autres infections opportunistes. On peut penser qu'un grand nombre de troubles neurologiques survenant chez les sujets VIH ne relève que d'un lien fortuit, aléatoire sans relation de cause à effet. C'est le cas des accidents vasculaires cérébraux représentant 36,6 % des atteintes encéphaliques chez les patients au service de Neurologie.

Le service de Dermatologie dépiste les patients à un stade plus précoce que les autres services, puisqu'il n'a qu'un patient à un stade évolué (stade III). 87,5% des patients dépistés au service de Maladies Infectieuses sont déjà à un stade évolué (III ou IV). De même pour la Médecine Interne où 79% des patients sont à un stade III. Les résultats sont assez disparates pour le service de Neurologie.

La prédominance de 100% de l'infection à VIH-1 trouvée dans notre travail pour ce qui concerne les patients séropositifs ayant des manifestations neurologiques n'est pas surprenante, cependant nous avons un patient séropositif au VIH 2 soit 0,56 % de l'ensemble de la population VIH (176). Nos résultats sont semblables à ceux d'I. Bah qui a noté 100% de VIH1 dans son étude au service de Maladies Infectieuses et Tropicales. Presque pareil aussi à ceux rapportés de J. Kaboré et Coll (41) à Ouagadougou qui n'ont eu aucun cas isolé de VIH 2 mais, une association VIH 1 et VIH. Quand à Belec L et Coll (10), ils ont trouvé 64% de cas de VIH 1.

Bien que le VIH 2 soit considéré comme le virus autochtone de l'Afrique de l'Ouest, nous notons dans divers travaux africains une prédominance de l'infection à VIH1 mais, la notion de voyage en zone d'endémie n'est pas retrouvée chez tous les patients VIH1, ce qui laisse supposer que le VIH1 d'importation qu'il était en 1985 / 1986 se serait sédentarisé et sévirait sur le même mode endémique que le VIH 2, virus autochtone de l'ouest-africain.

Pour ce qui est du taux de CD4 ; 17 patients sans signe neurologique ont eu un dosage de CD4, soit 5 parmi les dépistés et 12 parmi les patients déjà connus ; 11 patients avec manifestations neurologiques ont eu un dosage de CD4 soit 4 parmi les dépistés et 7 parmi les connus. Les résultats allaient de 4 CD4/mm3 à 694/mm3. La médiane était de 95/mm3.

Nous sommes ici confrontés à l'absence de la tomodensitométrie (un seul patient en a fait), si bien que toute symptomatologie déficitaire focalisée nous a fait évoquer le diagnostic de neurotoxoplasmose. Ici, la sérologie de la toxoplasmose cérébrale n'aura pas aidé à asseoir le diagnostic. En effet, le dosage du taux d'IgG et d'IgM a été réalisé chez trois patients (parmi les 17) et cela a été positif chez deux. Ces patients ont été traités sur la base de l'association de sulfadoxine et de pyriméthamine en l'absence de sulfadiazine et une amélioration clinique a été obtenue. Un faible taux de CD4 et une sérologie toxoplasmique positive sont fortement prédictifs de la survenue d'une TC (51,86). Le faible recours aux examens complémentaires peut être partiellement expliqué par leur coût, malgré une certaine disponibilité. Cela empêche trop souvent l'obtention d'un diagnostic étiologique de certitude. Malheureusement, la numération lymphocytaire n'est pas encore un examen de routine dans les pays en voie de développement. Compte tenu du grand risque de survenue de la TC lors des stades avancés de l'infection à VIH, la prophylaxie anti-toxoplasmique doit être largement proposée chez les patients infectés par le VIH. Le taux de létalité associée à la toxoplasmose dans notre série était de environ de 59%. Tout déficit neurologique focalisé survenant sur un terrain séropositif dans notre contexte doit être considéré, jusqu'à preuve du contraire, comme une toxoplasmose cérébrale et traité comme tel, car il s'agit de l'une des rares infections opportunistes accessibles à une thérapeutique bien codifiée et efficace.

> PL

Dix PL ont été prescrites. Sept PL devant un syndrome méningé ;

Trois devant un syndrome neurologique focal à type d'hémiplégie, aucune de ces dernières n'a été réalisée. Nous avons retrouvé des résultats pour six d'entre elles. Parmi les quinze patients présentant un syndrome méningé, six ont eu PL soit 40%. Cinq PL ont été effectués au service de maladies infectieuses et une en Médecine Interne.

Trois sérologies toxoplasmiques ont été effectuées. Deux pour des patients présentant un déficit neurologique focal et une pour un patient avec un syndrome méningé. La séroprévalence de la toxoplasmose chez les sujets infectés par le VIH est variable selon les aires géographiques (96). Elle est d'autant plus faible qu'on se situe en zone rurale et sèche. Dans notre étude, un patient a reçu du cotrimoxazole et est rentré à domicile. Un patient a été transféré après avoir reçu du cotrimoxazole. 3 patients ont reçu du cotrimoxazole mais sont décédés. Quatre patients sont décédés sans notion de traitement retrouvé dans le dossier. Un patient a reçu de nombreux traitements : cotrimoxazole, fluconazole, quinine, ceftriaxone, celestène et est décédé. Un patient a reçu du cotrimoxazole et une bi-antibiothérapie par gentamycine et cephalosporines de 3ème génération et est décédé. Un patient a reçu du cotrimoxazole, de la quinine et une C3G mais est décédé. Deux patients ont reçu du cotrimoxazole mais n'ont pas de mode de sortie mentionné dans le dossier. Rien n'est écrit pour un patient. Au total, un seul patient est rentré chez lui après avoir reçu du cotrimoxazole et au moins 10 patients sur les 17 sont décédés.

La prévalence est de 31,48% (17 patients parmi les 54) proche du résultat de la série réalisée à Dakar (91) où elle est de 25,4% chez les patients VIH positifs, de 35,6 % des atteintes neurologiques au cours de l'infection par le VIH. Dans une autre étude au Burkina Faso, cette séroprévalence est estimée à 50% chez des patients tuberculeux séropositifs au VIH en milieu urbain (57). A Dakar, elle est estimée à 65,3 % chez des patients infectés par le VIH (107).

BK crachats

- Parmi les patients sans signes neurologiques, 29 ont réalisés un examen des crachats dont 5 positifs à l'examen direct.
- Parmi les patients neurologiques, 10 patients ont eu un examen direct des crachats dont deux sont revenus positifs. Ces deux patients présentaient une

hémiplégie dont une associée à des signes de méningo-encéphalite. Nous n'avons pas retrouvé de traitement anti-tuberculeux dans les dossiers. Un des patients est décédé en 15 jours et nous n'avons pas retrouvé de mode de sortie pour le deuxième.

➤ Radiographie thoracique

Chez les PvVIH sans signes neurologiques, 54 patients sur 122 soit (44%) ont réalisé une radiographie thoracique, 26 de ces radiographies étaient interprétées ou consultables et les interprétations étaient les suivantes :

- six clichés sans anomalie ;
- sept clichés évoquant une pneumopathie ou broncho-pneumopathie ou pleuro-pneumopathie ;
- douze clichés évoquant des tuberculoses ;
- un cliché montrant une opacité sans précision.

14 patients pvVIH avec signes neurologiques ont réalisé une radiographie thoracique. Parmi eux, la moitié était soit interprétée dans le dossier soit consultable. Sur sept clichés, trois ne montraient aucune anomalie. Parmi les quatre autres, on retrouvait comme diagnostic après interprétation une tuberculose, une pleurésie droite, des micronodules et des micros opacités.

La radiographie du thorax et l'examen des crachats à la recherche de BAAR ont permis, dans certains cas, d'avoir des arguments diagnostiques pour la tuberculose pulmonaire à différencier de la tuberculose neuroméningée, même si les lésions radiologiques n'ont aucune spécificité.

Parmi les 80 patients à statut VIH connu positif avant l'hospitalisation, nous avons trouvé 39 patients sous ARV. Presque tous prenaient un traitement de première ligne sauf un ; 25 patients poursuivaient le traitement ; 3patients avaient interrompu leur traitement avant d'être hospitalisé. 2 patients avaient arrêté le traitement ; 2 patients avaient commencé le traitement moins de trois mois avant l'hospitalisation.

Parmi les 96 patients dont le statut avait été connu en cours d'hospitalisation, nous avons trouvé 19 patients sous ARV. Tous prenaient un traitement de première ligne.

Parmi les quinze patients présentant un syndrome méningé, 6 ont eu PL soit 40%. 6 patients sur 54 (soit 11,11%) des PvVIH avec manifestations neurologiques ont eu un syndrome méningé et par ricochet des PL ont été réalisées.

Au total, aucun patient n'a eu une PL avec un traitement antibiotique et un pronostic favorable.

Nous pouvons nous permettre de dire que nos résultats sont superposables à ceux trouvés par Amouzou et Coll (3) dans leurs études rétrospectives de 10 ans concernant la mortalité des patients VIH positifs dans le service de Neurologie au Togo où la prévalence de la méningite était de 11,57%. Le taux de létalité de la méningite dans notre étude est de 80% (4 patients sur 5 sont décédés devant une suspicion de méningite). Les affections neurologiques associées aux plus forts taux de létalités chez les patients dans l'étude d'Amouzou et Coll étaient les méningites (90,9 %) ; ce taux est superposable à celui d'Atangana et al. (7) qui avaient rapporté un taux de létalité de 80,9 % et l'ensemble des différents résultats de ces études n'est pas différent du nôtre. Pour ces auteurs, les méningo-encéphalites représentaient l'affection la plus létale des manifestions neurologiques du VIH.

En France, la cryptococcose neuroméningée survient chez 2% des patients au stade de SIDA (22) tandis qu'aux États-Unis, sa fréquence varie entre 6 et 10 % (103). En effet, des auteurs africains ont noté que la cryptococcose neuroméningée constituait la première étiologie des infections neuroméningées avec une prévalence pouvant atteindre 53% (86). Elle serait rare à Dakar, ne représentant que 1,3 % des infections opportunistes au cours du SIDA (102), pareil au Cameroun d'après l'étude de Mbuagbaw (54) où elle représente 2,24%. Milligo et Coll (57) ont rapporté dans leurs études huit cas de cryptococcose neuroméningée soit 1,16%. Dans notre étude, nous avons eu une prévalence de patients de 5,55% (soit 3 patients sur 54) ; le diagnostic a été fait uniquement par l'examen à l'encre de Chine, de sensibilité imparfaite. Deux patients ont eu une ponction lombaire. L'un a retrouvé un liquide trouble, mais sans résultat cytologique, bactériologique ou biochimique. Le patient a reçu de la ceftriaxone 1gx2 par jour et est décédé. L'autre a révélé un liquide clair, ramenant 170 cellules, sans formule ni autre résultat. Celui-ci a également reçu une C3G (posologie non retrouvée).

Le troisième patient, qui n'a pas eu de PL, a reçu du cotrimoxazole, puis de la quinine, puis du fluconazole, puis de la ceftriaxone (1gx2) associée à du celestene 2 mg. Les trois patients sont décédés.

Au total, un patient a reçu du fluconazole pour un diagnostic de crytococcose et les trois patients sont décédés. Le nombre de nos cas aurait pu être majoré par la culture qui est l'examen de référence, avec une spécificité et une sensibilité proches de 100 %. Son polymorphisme clinique et les atypies du LCR peuvent en rendre le diagnostic difficile (42). La létalité de la cryptococcose neuroméningée a été de 100% dans notre série (3 patients sont tous décédés) ; 59,5% dans une série à Dakar; environ 43% au Cameroun (32). Eholie et al (29) ont rapporté des taux de létalité de 59 et 80 % respectivement, tandis que Kallel et al. (42) en Tunisie, notaient une létalité de 62,5 %. Ces taux de létalité élevés en Afrique témoignent des difficultés liées à la disponibilité des antifongiques systémiques et à l'accès aux antirétroviraux.

Tuberculose

Un patient a reçu du fluconazole, sans PL réalisée, et est rentré à domicile. Deux patients n'ont pas reçu de traitement et sont rentrés à domicile, l'un au bout de trois jours, l'autre au bout de 21 jours.

Un patient sans traitement avait été transféré en réanimation au bout de 5 jours. Un autre patient avait reçu du cotrimoxazole puis une bithérapie gentamicine céphalosporine et est décédé.

Un patient, décédé, avait reçu une C3G, puis du celestene avec une quadrithérapie anti-tuberculeuse.

Six patients n'avaient pas reçu de traitement avant leur décès.

Un patient n'avait ni traitement ni mode de sortie.

Au total, pour 14 diagnostics finaux de tuberculose, une PL a été réalisée et un patient a reçu une quadrithérapie anti-tuberculeuse. Les autres patients ont reçu des traitements pour d'autres pathologies : cotrimoxazole, fluconazole, C3G. Nous avons enregistrés 9 décès/15 suspicions de tuberculose.

Aucun des cas d'encéphalites virales CMV, virus JC n'a été évoqué et recherché faute de moyens diagnostiques dans notre série. Ce fait n'est pas propre aux pays en développement, puisque même dans les pays développés, le diagnostic de certitude des encéphalites virales reste difficile. L'absence d'utilisation des médicaments antirétroviraux qui allongent la survie des malades pourrait en outre favoriser la survenue de ces encéphalopathies. Il nous est difficile de déterminer avec certitude la place qu'occupent les manifestations neurologiques liées aux infections opportunistes et celles liées au neurotropisme du VIH pour deux raisons :

- D'une part, la responsabilité du VIH ne peut bien entendu être incriminée qu'après élucidation des autres causes possibles de méningo-encéphalites, de neuromyélopathie, de myélopathie ;

- D'autre part, il s'agit de lacune liée aux études rétrospectives et surtout à l'absence et/ou de l'impossibilité d'effectuer chez tous les patients des examens virologiques, sérologiques, bactériologiques, mycologiques et anatomopathologiques après prélèvement par biopsie stéréotaxique.

Il est fort plausible qu'une partie au moins de ces pathologies suscitées relèvent d'infections opportunistes. Parmi l'ensemble des pvVIH décédés, le taux de mortalité associé aux pathologies neurologiques (28/54) représentait 52% suivi du taux de mortalité associée à la Tuberculose : 20/62= 32%. Il y'a quelques années, les données de la littérature stipulait que le cerveau reste le deuxième organe atteint après les poumons (61) et qu'il était sur le point de devenir le premier (67). Notre étude confirme qu'il est devenu le premier avec le temps donc l'importance des atteintes neurologiques n'est plus à douter.

CONCLUSION

Au terme de notre étude, nous constatons que 45% des patients avec signes évocateurs du VIH ne sont pas dépistés et que le taux de positivité du VIH chez les patients sans signes évocateurs du VIH est de 19%. Pourtant, le dépistage systématique est recommandé par l'OMS dans les pays en épidémie généralisée comme la Guinée.

Les manifestations neurologiques sont fréquentes et variées au cours de l'infection rétrovirale. Dans notre étude, les signes neurologiques constituaient l'un des principaux motifs d'hospitalisation et la principale cause de mortalité (associée à 54% des décès) chez les pvVIH hospitalisées, juste devant la tuberculose (associée à 32% des décès). Si certaines d'entre elles sont de diagnostic aisé, d'autres peuvent nécessiter des moyens diagnostiques sophistiqués non disponibles sous les tropiques. Les atteintes du SNC sont beaucoup plus fréquentes que les atteintes du SNP.

Cette étude rétrospective pose un certain nombre de problèmes notamment la détermination avec certitude de la place qu'occupent les infections opportunistes dont le diagnostic repose sur les examens virologiques, sérologiques, bactériologiques, mycologiques et les données anatomopathologiques.

RECOMMANDATIONS

1-Aux autorités

➢ Multiplier les campagnes de sensibilisation et de dépistage volontaire pour le VIH/SIDA ;

➢ Créer des centres de dépistages et de prise en charge gratuite des pvVIH dans tout le pays ;

➢ Améliorer le plateau technique, ceci afin d'étendre nos moyens diagnostics ;

➢ Assurer la disponibilité des ARV ;

➢ Doter les sites des appareils pour le bon suivi biologique des patients ;

2 Au personnel de santé

➢ Promouvoir le conseil et le dépistage auprès des patients venus en consultation ou hospitalisé et, donc, définir de nouveaux messages d'IEC ;

➢ Dépister systématiquement tous les patients se présentant dans une structure sanitaire (Guinée en épidémie généralisée) ;

➢ Renforcer la prise en charge psychosociale des pvVIH en vue d'une bonne observance thérapeutique ;

➢ Améliorer la relation médecin-patient ;

➢ Faire bien l'examen clinique neurologique chez toute pvVIH ;

➢ Améliorer l'accès aux examens complémentaires et aux traitements ;

➢ Renforcer les capacités sur les connaissances des IO neurologiques ;

➢ Insister sur la prophylaxie par le cotrimoxazole ;

➢ Insister sur le suivi post thérapeutique du pvVIH ;

3-Aux populations

➤ Faire le test de dépistage du VIH afin de connaitre son statut sérologique ;

➤ S'informer sur la pandémie qu'est le SIDA et appliquer les moyens de prévention ;

➤ Consulter la structure sanitaire la plus proche dès les premiers signes évocateurs de la maladie.

4 –Aux malades

➤ Etre observant ;

➤ Se faire consulter dés l'apparition des signes évocateurs du VIH/SIDA ;

➤ Se protéger pour éviter les infections à VIH 1 et VIH 2 ou encore les co-infections ;

➤ Eviter l'automédication.

BIBLIOGRAPHIE

1- **American Psychiatric Association** . (1994). Diagnostic and statistical manual of mental disorders. 4th ed. APA Press, Washington, DC.

2- **Ammassari A, Cingolani A, Pezzotti P et al.** (2000). AIDS-related focal brain lesions in the era of highly active antiretroviral therapy. Neurology, 55: 1194-1200.

3- **Amouzou Mikpomko Kangni Balogou Agnon Ayélola Koffi ; Volley K A ; Belo M** Mortalité des Patients VIH positifs dans Le service de Neurologie du Chu Campus de Lomé-Togo.

4-**Anduze -Faris BM, Fillet AM, Gozlan J.** (2000). Induction and maintenance therapy of cytomegalovirus central nervous system infection in HIV-infected patients. AIDS, 14: 517-524.

5- **Antinori A, Cingolani A, Lorenzini P.** (2003b). Clinical epidemiology and survival of progressive multifocal leukoencephalopathy in the era of highly active antiretroviral therapy: data from the Italian Registry Investigative NeuroAIDS (IRINA). J Neurovirol, 9 (Suppl 1): 47-53.

6- **Arango JC, Simmonds P, Brettle RP, Bell JE.** (2004). Does drug abuse influence the microglial response in AIDS and HIV encephalitis. AIDS, 18 (Suppl 1): S69-S74.

7- **Atangana.R, M'boudou JE, Bahabeck J, Eyenga VC, Binam F.** Trouble neurologique chez le porteur de VIH à Yaoundé 2003, vol.13pp: 155-158

8- **Atchimon Aké Léopold.** Les manifestations neurologiques de l'infection par le VIH : étude de 10 cas au service de neurologie CHU Ignace Deen en 2002.

9- **Authier FJ, Ghérardi R.** Complications musculaires de l'infection par le VIH à l'ère des trithérapies Rev neurol 2006 ; 162 : 71-81

10-Belec L, Costanz B, Testa J, Georges AJ, Gressenguet G, Martin PMV. Séroprévalence de l'infection à VIH au sein d'une population de patients neurologiques en République centrafricaine; PP:123-131

11- Berger JR, Levy RM, Flomenhoft D, Dobbs M. (1998a). Predictive factors for prolonged survival in acquired immunodeficiency syndrome-associated progressive multifocal leukoencephalopathy. Ann Neurol, 44: 341-349.

12- Blumenthal DT, Raizer JJ, Rosenblum MK, Bilsky MH, Hariharan S, Abrey LE. (1999). Primary intracranial neoplasms in patients with HIV. Neurology, 52: 1648-1651.

13- Bozzette SA, Ake CF, Tam HK, Chang SW, Louis TA. (2003). Cardiovascular and cerebrovascular events in patients treated for human immunodeficiency virus infection. N Engl J Med, 348: 702-710.

14- BRESSOLLETTTE C. Aspect virologique de l'infection par le VIH.

15- Brew BJ. (2004). Evidence of a change in AIDS dementia complex in the era of highly active antiretroviral therapy and the possibility of new forms of AIDS dementia complex. AIDS, 18 (Suppl 1): S75-S78.

16- Brew BJ, Miller J. (1996). Human immunodeficiency virus type 1-related transient neurological deficits. Am J Med, 10: 257-261.

17-Britton CB, Mesa -Tejada R, Fenoglio CM, Hays AP, Garvey GG, Miller JR. (1985). A new complication of AIDS: thoracic myelitis caused by herpes simplex virus. Neurology, 35: 1071-1074.

18- Brunet P. Neuropathies du SIDA. Rev Prat, 1990 ; 18 : 1682-1685.

19- **CAMARA A.** Causes et caractéristiques des patients décédés sous ARV au service de Dermatologie Vénéréologie de l'Hôpital National de Donka.

20- **Caroline Semaille**, « Lutte contre le VIH/sida et les infections sexuellement transmissibles en France - 10 ans de surveillance, 1996-2005- Synthèse et mise en perspective [archive] », Institut de veille sanitaire, 2005, p. page 5 (page 1 du PDF). Consulté le 25 mars 2011(16)

21- **Cherner M, Masliah E, Ellis RJ.** (2002). Neurocognitive dysfunction predicts postmortem findings in HIV encephalitis. Neurology, 59: 1563-1567.

22- **D'Arminio, Monforte A, Cinque P, Mocroft .** (2004). Changing incidence of central nervous system diseases in the EuroSIDA cohort. Ann Ne

23- **De Biasi RL, Kleinschmidt, De Masters BK, Weinberg A, Tyler KL.** (2002). Use of PCR for the diagnosis of herpesvirus infections of the central nervous system. J Clin Virol, 25 (Suppl 1): S5-S11.

24- **De Jong BC, Israelski DM, Corbett EL, Small PM. (2004).** Clinical management of tuberculosis in the context of HIV infection. Annu Rev Med, 55: 283-301.

25- **Delobel P, Brassat D, Delisle MB, Scaravilli F, Clanet M.** (2004). Progressive multifocal leukoencephalopathy in an HIV patient with normal CD4 T-cell count and magentic resonance imaging. AIDS, 18: 702-704.

26- **Di Rocco A, Werner P, Bottiglieri .** (2004). Treatment of AIDS-associated myleopathy with L-methionine. Neurology, 63: 1270-1275.

27- **Dromer F, Mathoulin -Pelissier S, Fontanet A, Ronin O, Dupont B, Lortholary O.** on Behalf of the French Cryptococcosis Study Group . (2004).

Epidemiology of HIV-associated cryptococcosis in France (1985-2001): comparison of the pre- and post-HAART eras. AIDS, 18: 555-562.

28- **Dromer F, Moulignier A, Dupont B**. (1995). Myeloradiculitis due to Cryptococcus curvatus in AIDS. AIDS, 9: 395-396.

29- **Eholie SP, Adou Brynh D, Domoua K, Kakou A, Ehui E, Gouamene A**. Méningites lymphocytaires non virales de l'adulte à Abidjan (Côte d'Ivoire). Bull Soc Path Exot 2000;93:50–4.

30-**Esperança JCP, Puccioni-Sohler, Duarté F; Avila CM, Silva MR, Silva MM.** SIDA et SNC: la fréquence des manifestations neurologiques et des anomalies neuropathologiques au Brésil, pp: 163-164

31- **Ferrari S Vento S, Monacoo.** Human immunodeficiency virus-associated peripheral neuropathies.Mayo clin proc 2006 ; 81 : 213-9

32- **Fonkoua MC, Cunin P, Sorlin P, Musi J, Martin PMV**. Les méningites d'étiologie bactérienne à Yaoundé (Cameroun) en 1999–2000. Bull Soc Path Exot 2001;94:300–3.

33- **Garcia De Viedma D, Diaz Infantes M, Miralles** . (2002). JC virus load in progressive multifocal leukoencephalopathy: analysis of the correlation between the viral burden in cerebrospinal fluid, patient survival, and the volume of neurological lesions. Clin Infect Dis, 34: 1568-1575.

34- **Gascoyne, Binzi DM, Hawkey PM**. (1999). False negative polymerase chain reaction on cerebrospinal fluid samples in tuberculous meningitis. J Neurol Neurosurg Psychiatry, 67: 250.

35- **Gisolf EH, van Praag RM, Jurriaans.** (2000). Increasing cerebrospinal fluid chemokine concentrations despite undetectable cerebrospinal fluid HIV

RNA in HIV-1-infected patients receiving antiretroviral therapy. J Acquir Immune Defic Synd, 25: 426-433. (4)

36- **Grassi MP, Clerici F, Perin**. Microglial nodular encephalitis and ventriculoencephalitis due to cytomegalovirus infection in patients with AIDS : two districts clinical patterns. Clin Infect Dis 1998 ; 27 :504-8

37- **Gray F, Belec L, Lescs MC**. (1994). Varicella-zoster virus infection of the central nervous system in the acquired immune deficiency syndrome. Brain, 117: 987-999.

38- **Graybill JR, Sobel J, Saag M**. (2000). Diagnosis and management of increased intracranial pressure in patients with AIDS and cryptococcal meningitis. Clin Infect Dis, 30: 47-54.

40- **Jellinger KA, Setinek U, Drlicek M, Böhm G, Steurer A, Lintner F**. (2000). Neuropathology and general autopsy findings in AIDS during the last 15 years. Acta Neuropathol, 100: 213-220. (5)

41- **Kabore J, Debouverie M, Sanou S, Verdier M, Denis F**. Paralysie faciale idiopathique et sérologie VIH. Une étude au Burkina Faso in Neurologie Tropicale. Ed.-Aupel - UREF John - Libbey - Eurotext © 1993, 149-152.

42- **Kallel K, Mejri H, Belhadj S, Boussen N, Kilani B, Zouiten F, et al**. La Cryptococcose neuroméningée: Méningite du sujet immunodéprimé. Tunisie Med 1999; 77:45–9.68-Katlama P.M., et G. Pialou VIH édition 2007 pp : 38-45,95-130 12),

43-**Katlama PM , Pialou G** VIH édition 2007 pp :38-45,95_130

44- **Kouassi B, Boa YF, Dechambenoit G, Ba Zeze V, De Cock K**. Manifestations neurologiques associées à l'infection VIH à Abidjan in

Neurologie tropicale. Ed-Aupelf - UREF. John-Libbey - Eurotext. Paris © 1993
97 107.

45-**Koralnik IJ**. (2004). New insight into progressive multifocal leukoencephalopathy. Curr Opin Neurol, 17: 365-370.

46- **Laguna F, Adrados M, Ortega A, Gonzalez -Lahoz JM**. (1992). Tuberculous meningitis with acellular cerebrospinal fluid in AIDS patients. AIDS, 6: 1165-116

47- **Lambotte O, Deiva K, Tardieu M. (2003)**. HIV-1 persistence, viral reservoir, and the central nervous system in the HAART era. Brain Pathol, 13: 95-103.

48- **Levy RM, Bredesen DE, Rosenbeum ML**. Manifestations of the acquired immuno-deficiency syndrome (AIDS). Experience at UCSF and review of the litterature J. Neurosurg; 1985 ; 62 : 475-495.

49- **Lilleri D, Piccinini G, Baldanti F, Seminari E, Galloni D, Gerna G**. (2003). Multiple relapses of human cytomegalovirus retinitis during HAART in an AIDS patient with reconstitution of CD4+ T cell count in the absence of HCMV-specific CD4+ T cell response. J Clin Virol, 26: 95-100.

50- **Luciano CA,Pardo CA,McArthur JC**. Recents developments in the HIV neuropathies. Curr opin Neurol 2003 ; 16 : 403-9

51- **Makuwa M, Loemba H, Ngouonimba J, Beuzit Y, Louis JP, Livrozet JM -** Sérologie de la toxoplasmose et du cytomégalovirus des malades infectés par le VIH au Congo. Cahiers Santé, 1994, 4, 15-19.

52- **Martin JA, Besch CL**. (2004). Prophylaxis against opportunistic infections in persons infected with human immunodeficiency virus. Am J Med Sci, 328: 64-69.

53- **Maschke M, Kastrup O, Diener HC**. (2002). CNS manifestations of cytomegalovirus infections: diagnosis and treatment. CNS Drugs, 16: 303-315.

54- **Mbwagbaw J; Nkwocha B; Njamshu ; Kongnyu** La cryptococcose neuroméningée et l'infection au VIH dans le service de médecine interne du CHU de Yaoundé, Cameroun

55- **Michou L, Sauve C, Sereni C, Lamotte C, Maillard A, Sereni D**. (2002). Rapid efficacy of highly active antiretroviral therapy in a case of HIV myelitis. Eur J Intern Med, 13: 65-66.

56- **Miller RF, Isaacson PG, Hall -Craggs M**. (2004). Cerebral CD8+ lymphocytosis in HIV-1 infected patients with immune restoration induced by HAART. Acta Neuropathol, 108: 17-23.

57- **Millogo A, Ki-Zerbo GA, Sawadogo AB, Ouedraogo I, Yameogo A, Tamini MM, et al**. Manifestations neurologiques associées à l'infection par le VIH au Centre hospitalier de Bobo-Dioulasso (Burkina Faso).

58- **Moore RD, Wong WM, Keruly JC** . Incidence of neuropathy in the HIV infected patients on monotherapy versus those on combination therapy with didanosine , stavudine and hydroxyurea. AIDS 2000 ; 14 :273-8

59- **Morgello S, Mahboob R, Yahoushina T, Khan S, Hague K**. (2002). Autopsy findings in human immunodeficiency virus-infected population over two decades: influences of gender, ethnicity, risk factors and time. Arch Pathol Lab Med, 126: 182-190.

60- **Moulignier A, Galicier L, Mikol J, Masson H, Molho M, JB Thiébaut** . (2003a). Primary cerebral lymphoma presenting as diffuse leukoencephalopathy. AIDS, 17: 1111-1113.

61- **Moulignier A, Girard PM**. (2001). Principaux traitements anti-VIH : toxicité neurologique et interactions à éviter. Neurologies, 4: 140-144.

62- **Moulignier A**. Atteintes du système nerveux central et infection par le VIH-1, Revue Neurologique, Vol 162, N° 1 - janvier 2006. pp. 22-42(17)

63- **Moulignier A, Baudrimont M, Martin -Negrier ML, Mikol J, Lapresle C, Dupont B**. (1996a). Fatal brainstem encephalitis due to herpes simplex virus type 1 in AIDS. J Neurol, 243: 491-493.

64- **Moulignier A, Hénin D**. (2000). Leucoencéphalopathie multifocale progressive. Editions Techniques. Encycl Méd Chir (Paris-France), Neurologie, 17-024-A-10.

65- **Moulignier A, Mikol J, Pialoux G, Eliaszewicz M, Thurel C, Thiébaut JB**. (1994). Cerebral glial tumors and HIV-1 infection: more than a coincidental association. Cancer, 74: 686-692.

66- **Moulignier A, Mikol J, Pialoux.** (1995a). AIDS-associated progressive multifocal leukoencephalopathy revealed by new-onset seizures. Am J Med, 93: 64-68.

67- **Moulignier A, Moulonguet A, Pialoux G, Rozenbaum W**. (2001). Reversible ALS-like disorder in HIV infection. Neurology, 57: 995-1001.

68- **Moulignier A, Mréjen S, Baudrimont M**. (2000). Cytomégalovirus. In : Atteintes neurologiques et infection par le VIH. Mréjen S. et Moulignier A. Flammarion Médecine-Sciences. pp : 78-86.

69- **Moulignier A, Pialoux G, Dega H, Dupont B, Huerre M, Baudrimont M.** (1995b). Brainstem encephalitis due to varicella zoster virus in a patient with AIDS. Clin Infect Dis, 20: 1378-1380.

70- **Moulignier A** (2005). Cerebrovascular disease in HIV-infected patients. In: Cardiovascular disease in AIDS. Barbaro G. et Boccara F. Springer. pp : 71-84.

71-**Narciso P, Galgani S, Del Grosso B.** (2001). Acute disseminated encephalomyelitis as manifestation of primary HIV infection. Neurology, 57: 1493-1496.

72- **Nath A, Berger J.** (2004). HIV Dementia. CNS Infection, 6: 139-151.

73-**Nath A, Sinai AP.** (2003). Cerebral Toxoplasmosis. Curr Treat Options Neurol, 5: 3-12.

74- **Neuenburg JK, Brodt HR, Herndier BG.** (2002). HIV-related neuropathology, 1985 to 1999: rising prevalence of HIV encephalopathy in the era of highly active antiretroviral therapy. J Acquir Immune Defic Syndr, 31: 171-177.

75- **Newell ME, Hoy JF, Cooper SG** . (2004). Human immunodeficiency virus-related primary central nervous system lymphoma. Factors influencing survival in 111 patients (2004). Cancer, 100: 2627-2636.

76- **Niwicka - Michalowsko A.** Central nervous system infectious in patient with AIDS. Wiad Lek 1995 Jan ; 48 (1-12) : 234-241. OMS, Aide-mémoire N°334, Novembre 2009(15)

77- **Okeshendler E, Charreau I, Tournerie C, Azirary M, Carbon C Aboulker JP.** Toxoplasma gondii infection in advanced HIV infection. AIDS, 1994, 8, 483-487

78- **ONUSIDA**: initiatives mondiales de L'OMS et de L'ONU SIDA pour offrir un traitement ARV à 3 millions de PVVIH d'ici en 2005.

79- **Ouedraogo SM, Ouedraogo S , Dagnan NS, Adom AH. Abgrall S, Rabaud C, et coll** : Infections opportunistes au cours du Sida au CHU de Treichville

80- **Oursler K, Moore R, Chaisson R.** (1999). Risk factors for cryptococcal meningitis in HIV-infected patients. AIDS Res Human Retrovir, 15: 625-631.

81- **Penicaud -Védrinne A, Moulignier A.** (2004). Intérêt des potentiels évoqués somesthésiques et moteurs dans le diagnostic de myélopathie associée au VIH (2004). Journées de Neurologie de Langue Française, Strasbourg, 13-17 avril 2004. Rev Neurol (Paris), 160 (Suppl 4): 3S156.

82- **Perfect JR, Casadevall A.** (2002). Cryptococcosis. Infect Dis Clin North Am, 16: 837-874.

83- **Piccolo I, Defanti CA, Soliveri P.** (2003). Cause and course in a series of patients with sporadic chorea. J Neurol, 250: 429-435.

84- **Pomerantz RJ.** (2004). Effects of HIV-1 Vpr on neuroinvasion and neuropathogenesis. DNA Cell Biol, 23: 227-238.

85- **Portegies P, Solod L, Cinque P** . (2004). Guidelines for the diagnosis and management of neurological complications of HIV infection. Eur J Neurol, 11: 297-304.

86- **Poser C.M**. Les infections rétrovirales sous les tropiques in Neurologie Tropicale. Ed.-Aupelf - UREF. John-Libbey-Eurotext. Paris © 1993, 81-90.

87- **Rapport UNGASS** 2010 pour la cote d'ivoire

88- **Rapport UNGASS** 2010 pour la Guinée

89- **Rapport UNGASS** 2010 pour Le Sénégal

90-**Rapport ONU/SIDA** 2010

91- **Rinaldi R, Manfredi R, Azzimondi G.** (1997). Recurrent "migraine-like" episodes in patients with HIV disease. Headache, 37: 443-448.

92- **Rottnek M, Di Rocco A, Laudier D, Morgello S.** (2002). Axonal damage is a late component of vacuolar myelopathy. Neurology, 58: 479-581.

93-**Sadler M, Brink NS., Gazzard BG.** Management of intracerebral lesions in patient with discussion of diagnostic problems. QJM 1998 Mars ; 91 (3) : 205-217.

94- **Sacktor N.** (2002). The epidemiology of human immunodeficiency virus-associated neurological disease in the era of highly active antiretroviral therapy. J Neurovirol, 8 (Suppl 2): 115-121.

95- **Schiffito G, Mcdermott MP, McArthur JC** Markers of immune activation and viral load in HIV-associated sensory neuropathy.neurology 2005 ; 64 :842-8158

96-**Sene D; Ndiaye F, Diop M, Thiam A.G, Ndao A, Diagne AK, et coll** : Aspects épidémiologiques, cliniques et évolutifs des manifestations neurologiques associées à l'infection rétrovirale

97-**Simpson DM, Kalzenstein D, Haidich.** Plasma carnitine in HIV-associated neuropathy. JAcquir immune Defic syndr 2001 ; 15 :2207-8 Etude rétrospective sur 11 ans, Sidanet, 2005, 2(3) : 822 Vendredi 4 mars 2005

98-**Simpson DM**. Selected peripheral neuropathies associated with HIV infection and retroviral therapy. J Neuro Virol 2002 ; 8 (suppl2) : 33-41

99-**Skiest DJ, Crosby C**. (2003). Survival is prolonged by highly active antiretroviral therapy in AIDS patients with primary central nervous system lymphoma. AIDS, 17: 1787-1793.

100- **Soumaré M. Seydi M, Ndour C, Fall N, Dieng Y, Sow AI, et coll**. Profil épidémiologique, clinique et étiologique des affections cérébroméningées observées à la clinique des maladies infectieuses du CHU de Fann à Dakar

101- **Soumare M, Seydi M, Ndour CT, Dieng Y, Ngom-Faye NF, Fall N et coll**. Les méningites à liquide clair chez les patients infectés par le VIH à Dakar.

102- **Sow PS, Diop BM, Dieng Y, Dia NM, Seydi M, Dieng T, et al**. Cryptococcose neuroméningée au cours de l'infection à VIH à Dakar. Med Mal Infect 1998;28:511–5.

103-The Writing Committe of the DAD Study Group, 2004

104- **Thurnher MM, Rieger A, Kleibl -Popov C**. (2001). Primary central nervous system lymphoma in AIDS: a wider spectrum of CT and MRI findings. Neuroradiology, 43: 29-35.

105- **Toledo Tamula MA, Wolters PL, Walsek C, Zeichner S, Civitello L**. (2003). Cognitive decline with immunologic and virologic stability in four children with human immunodeficiency virus disease. Pediatrics, 112: 679-684.

106-**Tomlinson GS, Simmonds P, Busuttil A, Chiswick A, Bell JE**. (1999). Upregulation of microglia in drug users with and without presymptomatic HIV infection. Neuropathol Appl Neurobiol, 25: 369-379.

107-**Touré K**. Manifestations neurologiques du SIDA. A propos de 9 observations à la Clinique Neurologique du CHU Fann Dakar. Thèse Med, Dakar, 1989 ; n° 32.

108- **Tse W, Cersosimo MG, Gracies JM, Morgello S, Olanow CW, Koller W.** (2004). Movement disorders and AIDS: a review. Parkinsonism Relat Disord, 10: 323-334.

109- **Valcour VG, Shikuma CM, Watters MR, Sacktor NC.** (2004). Cognitive impairment in older HIV-1-seropositive individuals: prevalence and potential mechanisms. AIDS, 18 (Suppl 1): S79-S86.

110- **Vallat -Decouvelaere AV, Chrétien F, Lorin de la Grandmaison G, Carlier R, Gray F.** (2003). La pathologie du système nerveux central liée au VIH à l'ère des multithérapies. Ann Pathol, 23: 408-423.

111- **von giesen HJ, Arendt G, Neuen-jacob E.** pathologically distinct new form of HIV associated encephalopathy .J Neurol Sci 1994 ;121 : 215-21)

112- **Yassibanda S, Kamalo CG, Mbolidi CD, Koffi B, Camengo SM, Akelelo N, et al.** Les infections neuroméningées de l'adulte en milieu hospitalier à Bangui. Aspects étiologiques, cliniques et évolutifs. Med Afr Noire 2002;49:299–303.

ANNEXES

RESUME

Objectifs Principaux

> Démontrer l'intérêt d'un dépistage systématique pour tous les patients hospitalisés au CHU

> Evaluer la prise en charge d'IO neurologiques.

Méthodologie :

L'étude est basée sur des données collectées rétrospectivement dans les dossiers médicaux des 759 patients hospitalisés (176 pvVIH et parmi eux, 54 présentant des IO neurologiques) entre le 1er septembre et le 31 décembre 2010. Ont été inclus : 310 dans le service de Médecine Interne, 77 en Dermato-vénérologie et 162 en Maladies Infectieuses du CHU Donka et 210 dans le service de Neurologie du CHU Ignace Deen.

Résultats :

80 patients (11%) avaient déjà un statut VIH positif connu. Parmi les 679 autres, 188 (28%) avaient un symptôme évocateur de VIH selon la classification OMS : 101 (54%) ont été dépistés, dont 93% avaient des signes potentiellement classant au stade III ou IV de l'OMS ; parmi les 491 patients sans signes d'appel mentionnés dans le dossier, 71 (14%) ont été dépistés. Au total, 25% des patients hospitalisés ont été dépistés (48% en Dermatologie, 53% au service de Maladies Infectieuses, 20% en Médecine Interne et 10% au service de Neurologie). Parmi les 170 dépistés, 96 étaient positifs (57%) avec des prévalences variables selon les services (23% en Dermatologie, 77% au service de Maladies Infectieuses, 70% en Médecine Interne et 24% en Neurologie) et selon la présentation clinique : parmi les sujets ayant des signes évocateurs du VIH, 82% étaient positifs contre 21% chez les patients signes évocateurs.

Parmi les 176 patients pvVIH étudiés, 54 (31%) avaient une symptomatologie neurologique (2 en Dermatologie, 32 en Maladies Infectieuses, 14 en Médecine Interne et 6 en Neurologie) dont :

- 24 syndromes déficitaires encéphaliques (22 hémiplégies, 1 tétraplégie et 1 monoplégie, 5 paraplégies) ;
- 18 syndromes méningés ;
- 4 troubles de conscience isolés ;
- 4 atteintes du système nerveux périphérique.

Parmi les examens complémentaires disponibles, 6 ponctions lombaires et 11 dosages de CD4 ont été effectués. La recherche d'antigène cryptoccocoque et la TDM cérébrale n'étaient pas disponibles. La prise en charge thérapeutique a consisté :

- Pour les syndromes déficitaires, à un traitement par cotrimoxazole pour une suspicion de toxoplasmose dans 50% des cas ;
- Pour les syndromes méningés, à un traitement visant soit une méningite bactérienne ou tuberculeuse, soit une cryptococcose, dans 39% des cas ;
- Parmi les 54 patients ayant des manifestations neurologiques, 29 (54%) n'avaient apparemment reçu aucun traitement spécifique.

Le taux de mortalité en présence de signes neurologiques était de 58% contre 30% en leur absence. Les manifestations neurologiques étaient associées à 54% des décès.

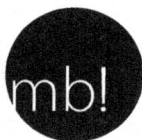

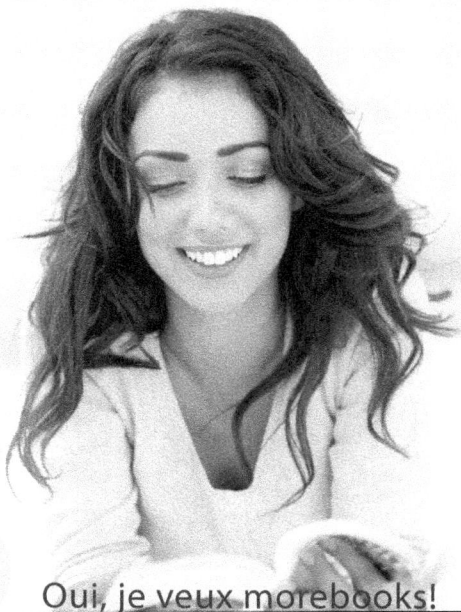

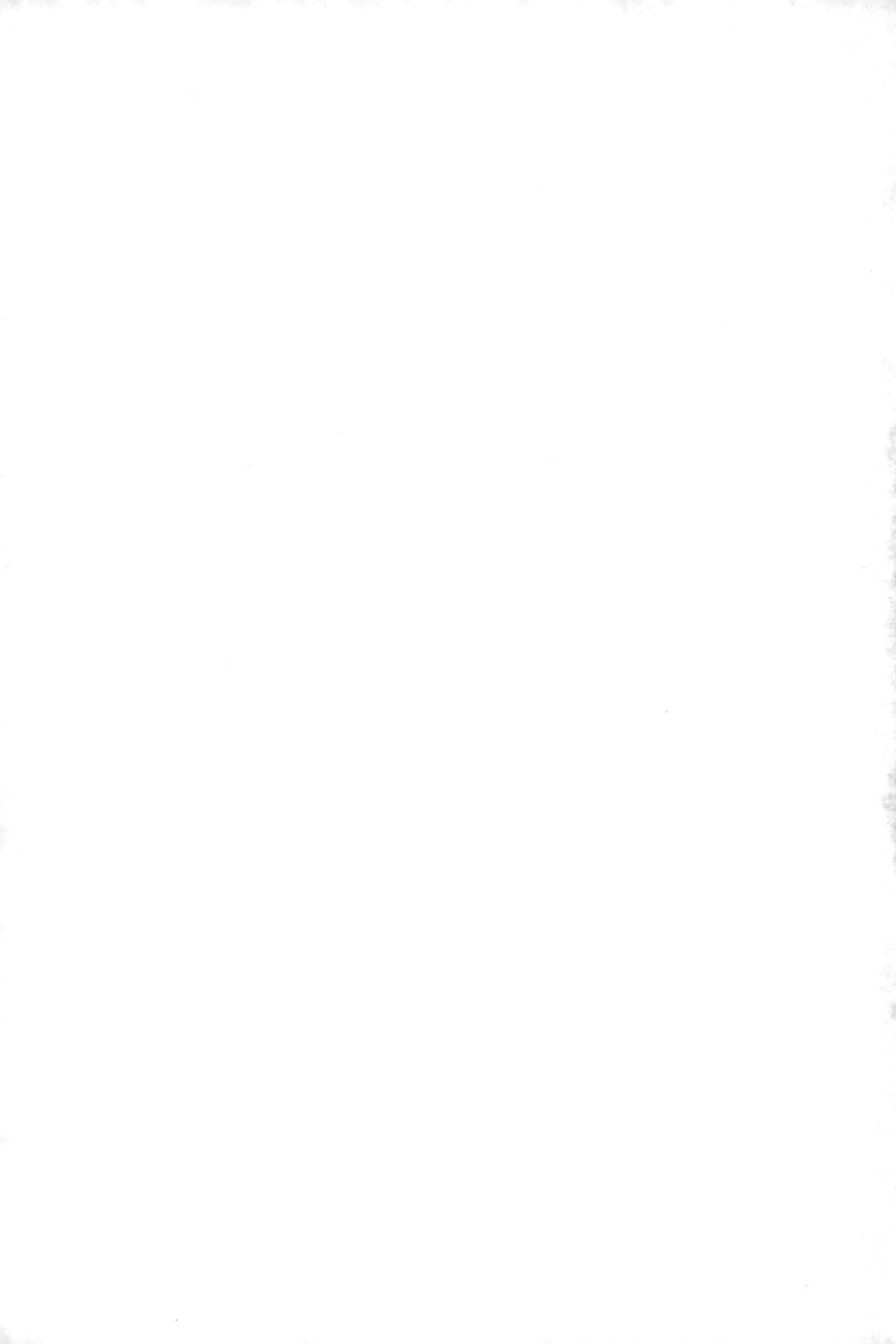

www.ingramcontent.com/pod-product-compliance
Lightning Source LLC
Chambersburg PA
CBHW021111210326
41598CB00017B/1410